Norbert Messing

Praxisbuch der Heilenden Öle

VERLAG PETER ERD · MÜNCHEN

Die in diesem Buch aufgeführten Ratschläge wurden von Autor und Verlag sorgfältig geprüft. Eine Garantie bzw. Haftung kann jedoch nicht übernommen werden.

1. Auflage 1998
Umschlagfoto: Harald Menhorn
Umschlaggestaltung: Friederike Lutz/Ulrich Ehrlenspiel
Illustrationen: Wiltrud Wagner
Redaktion: Heike Drechsler
Lektorat, Satz, Gestaltung: Friederike Lutz
Copyright © Verlag Peter Erd, München 1998
Alle Rechte, auch die des auszugsweisen Nachdrucks, der Übersetzung und jeglicher Wiedergabe, vorbehalten.

ISBN 3-8138-0487-9

INHALTSVERZEICHNIS

Vorwort 7
Kleine »Gebrauchsanweisung« zu diesem Ratgeber 9

Teil I. Öle und Fette in Küche und Medizin 11

Grundsätzliche Begriffsklärungen 12
    Ungesunde und gesunde Fette 12
Die Gaben Nativer Öle 20
    Hochleistungswirkstoffe der Pflanzenöle in Beispielen 21
Die Öle in alternativen Heilverfahren 25
    Aromatherapie 25
    Die Gewürze 29
    Ayurvedamedizin 30
    Öl und Fasten 32
    Öle in der Hildegard-Medizin 33
Kleine Warenkunde 34
Drei »goldene Prinzipien« für die heilende Speiseöl-Küche 36
Verbrauchertips zur Lagerung naturbelassener Öle 37

Teil II. Lexikon der heilenden Öle: Von Aprikosenkernöl bis Weizenkeimöl 39

    Aprikosenkernöl 40 · Avocadoöl 40 · Baumwollsaatöl 41 · Borretschöl 41 · Bucheckernöl 42 · Calophyllumöl 43 · Distelöl 43 · Erdnußöl 44 · Fischöl 45 · Hagebuttenkernöl 46 · Hanföl 46 · Haselnußöl 48 · Johannisbeeröl 49 · Jojobaöl 49 · Kokosfett 51 · Kürbiskernöl 51 · Leinöl 52 · Macadamianußöl 54 · Maiskeimöl 55 · Mandelöl 55 · Mohnöl 57 · Nachtkerzenöl 58 · Niembaumöl 58 · Olivenöl 60 · Palmöl und Palmkernöl 63 · Rapsöl 63 · Rizinusöl 65 · Sanddornextraktöl 66 · Schwarzkümmelöl 66 · Senföl 69 · Sesamöl 69 · Sojaöl 71 · Sonnenblumenöl 72 · Steinöl 74 · Tabaksamenöl 74 · Traubenkernöl 75 · Walnußöl 76 · Weizenkeimöl 77

Wegweiser zu den Öl-Kostbarkeiten 78

Teil III. Das Handwerkszeug der Öl-Naturapotheke 79

Massagen, Wickel & Co.: Methoden und Materialien 80
    Massagen – Die Hand als Therapeutikum 80
    Johanniskrautöl & Co.: Spezial-Heilkräuteröle selbstgemacht 81
    Ein Segen für sich: Hautbalsame 84
    Kleines Lexikon der Salben-Rohstoffe 85
    Neu: Reibemassagen 88
    Kompressen 89
    Wickel 89
    Badekuren zu Hause 90
    Inhalationen 91
    Haar-Shampoo 91
    Grundrezept: Zäpfchen 92
    Neu: Das Ölziehen oder Ölsaugen 92
    Die ayurvedische Mundspülung mit Sesamöl 93

Teil IV. Das große ABC der Öl-Apotheke
Hilfe bei Krankheiten und in besonderen Lebenslagen 95

Glossar/Fachbegriffe 165
Adreßanhang 172

Vorwort

Als man im Jahr 1920 die Grabkammer des Pharaos Tut-ench-Amun entdeckte und öffnete, fand sich dort – neben viel wunderlichem Zierrat und glänzendem Geschmeide – auch ein Krug mit allerlei alten, verdorbenen Salbenresten. Verdorben? Kaum vorstellbar, aber wahr: Aus der angejahrten Grabesbeigabe konnten die Forscher noch bestimmte Zutaten wie Nelken- oder Nardenöl herausriechen!

Öl begleitete aber nicht nur die fast allmächtigen Herrscher im Ägypten der Pharaonen durch den Alltag und sogar auf die Reise ins Jenseits. Zur gleichen Zeit, viele tausend Kilometer entfernt, verband sich im kulturell und medizinisch hochstehenden alten Indien die Aura des Öls ebenfalls mit Vorstellungen von Macht und Gesundheit, Wohlergehen und Wohlfahrt: Als »Königsguß« bezeichnete man im Ayurveda die wahrhaft fürstliche Ganzkörper-Massage mit körperwarmem Öl, eine höchst angenehme Maßnahme zur Steigerung des Wohlbefindens, die gleichzeitig der Entgiftung und Entschlackung diente.

Immer stand, ob nun im Altertum oder in jüngerer Zeit, das Öl in enger Beziehung zur Gesundheit. Machen wir noch einmal einen Sprung über die Kontinente: Die Indianerstämme des amerikanischen Nordens, die uns die Nutzung von Jojoba- und Nachtkerzenöl überliefert haben, verwendeten verschiedenste pflanzliche und tierische Öle für die allgemeine Körperpflege und vielfältige Massagen, um »den Geist zu erfrischen«.

Dies sind nur einige Kostproben aus einem ungemein variantenreichen volksmedizinischen Anwendungsspektrum. Öl ist eben ein besonderer Saft – nicht umsonst berichtet die Bibel vom Erlöser: »Und sie salbten sein Haupt mit Öl« und gehörten solche Zeremonien zum festen Ritual bei der Krönung von Herrschern.

Doch Ölanwendungen sind alles andere als »Geschichte«, sondern in gesundheitlicher Hinsicht höchst aktuelle, geradezu brisante

Vorwort

Die Aromatherapie arbeitet mit einer besonderen Variante aus dem Weltreich der Fette, den flüchtigen (»nicht fetten«) Ölen, und schöpft immer neue Besonderheiten aus dem Heilschatz der Völker, so neuerdings die Grapefruit- oder Manuka-Essenz.

Gegenwart. Die heilkräftigen Öle konnten nicht nur in jüngerer Zeit einen Siegeszug ohnegleichen hinlegen – sie haben ihre Zukunft, die Entfaltung der ganzen Fülle der in ihnen enthaltenen Möglichkeiten, erst noch vor sich. Dafür spricht beispielsweise die Erfolgsstory der Aromatherapie. Ein weiteres Indiz für das Öl als »Medizin der Zukunft« ist die »Pharaonenmedizin« Schwarzkümmel.

Wie gelegentlich ein neuer Stern fast aus dem Nichts am Abendhimmel aufleuchtet, so machten diese wiederentdeckte Heilpflanze und das therapeutisch so wertvolle Gold ihres dunklen Samens über Nacht auch in der westlichen Medizin Karriere und sind inzwischen für viele Asthmatiker und Neurodermitiker zur unentbehrlichen – sanften – Hilfe geworden.

Kleine »Gebrauchsanweisung« zu diesem Ratgeber

Öle sind Balsam – für das Innere und Äußere unseres Körpers, ja auch für die Psyche, das Gemüt, unsere Seelenkräfte. Sie können, wie wir sehen werden, das Herz schützen, Asthma und Neurodermitis bekämpfen, unser Immunsystem aufrüsten, Entspannung und damit viele zusätzliche Glücksmomente schenken.

Um uns all diese Chancen und Möglichkeiten, diese fast grenzenlose Fülle nutzbringender Anwendungen und nebenwirkungsfreier Hilfen zu erschließen, brauchen wir grundlegende Informationen über das Wesen und die verschiedenartigen Erscheinungsformen der heilenden Pflanzenöle. Die Basis dafür soll im ersten Teil des Buches gelegt werden. Hier finden sich sowohl nützliche Verbraucherhinweise (riskante und heilsame Komponenten von Fetten, Warenkunde), wie auch Einblicke in einzelne, dem Öl auf besondere Weise verbundene, sanfte Heilweisen (Aromatherapie, Ayurvedamedizin).

Daran schließt sich im zweiten Teil des Buches das »Lexikon der heilenden Öle« an. Darin werden – in dieser umfassenden Weise bislang wohl einmalig – die spezifischen Vorzüge und besonderen Gehalte der einzelnen Ölsorten und Ölsaaten ausführlich erläutert, und zwar sowohl die unserer gebräuchlichen Speiseöle wie auch von ausgeprägt therapeutischen Spezialitäten (Nachtkerzen-, Borretsch-, Traubenkernöl u. a.).

Der eigentliche Schwerpunkt unseres Ratgebers liegt jedoch ganz bewußt auf der »handgreiflichen« Umsetzung des Wissens, bei den praktischen Anwendungen, wie sie dann im dritten Teil in der »Öl-Naturapotheke« vorgestellt werden. Für viele kleinere und größere gesundheitliche Beschwerden, wenn nicht gar chronische Leiden (von »Abszessen« bis »Zellulitis«), finden Sie hier eine Fülle alternativer Abhilfen, nutzbringender volksmedizinischer Tips, Rezepte und Anleitungen zum sofortigen Ausprobieren. Wie Sie dabei mit

Um den Reichtum der Öle erschließen zu können, ist Voraussetzung, daß wir mit der Öl-Naturapotheke fachkundig umzugehen wissen. Diese Fertigkeit will der vorliegende, praktisch ausgerichtete Ratgeber vermitteln.

Gerade bei therapeutisch genutzten Ölen kommt es sehr auf beste Qualität an (die nicht immer teurer sein muß), und in dieser Frage hilft oft nur eines: sich genau zu erkundigen, am besten direkt beim Hersteller – beispielsweise bei der Ölmühle.

»Massagen, Wickel & Co.« konkret zu Werke gehen können, beschreibt ein Vorspann, der all diese Begriffe ausführlich und mit vielen Beispielen auf den Punkt bringt.

Für denjenigen, der genauer auf und hinter manche Begriffe schauen möchte, ist zusätzlich ein eher wissenschaftlich ausgerichtetes Glossar angefügt, das einige wichtige Fachwörter näher erläutert. Viele Verbraucher werden es schließlich auch begrüßen, daß dem Buch noch ein Adreßanhang beigegeben ist. Denn die Öl-Naturapotheke hat ihre ganz eigenen Mittelchen und Hilfsstoffe, die von Fall zu Fall besorgt sein wollen.

Dies als kleine Wegbeschreibung durch das weite Feld, das sich dem heilkundigen Laien – und neuerdings auch immer mehr aufgeschlossenen Therapeuten – bei einem Rundgang durch die faszinierend vielgestaltige Öl-Heilkunde eröffnet. Doch nun gleich »zur Sache«, also zur Klärung grundsätzlicher Begriffe rund um Fette, Öle und ihre weitreichende, oft geradezu schicksalhafte gesundheitliche Bedeutung.

I.
Öle und Fette in Küche und Medizin

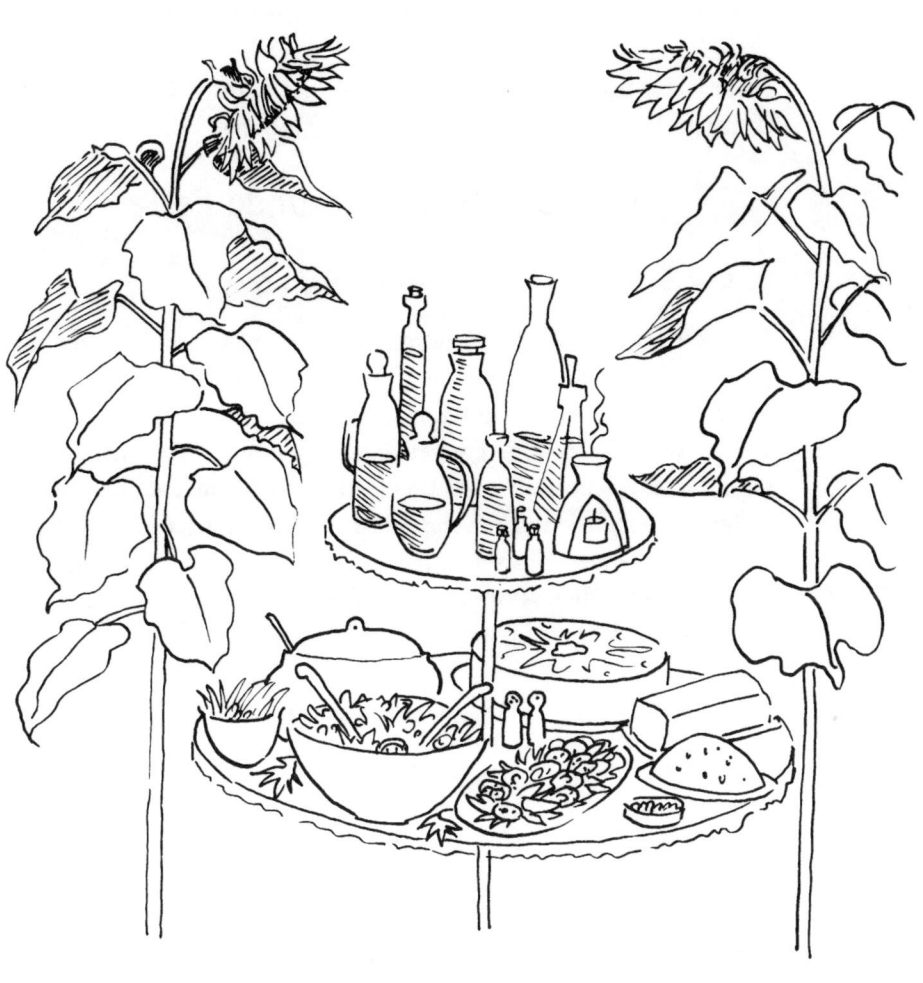

Grundsätzliche Begriffsklärungen

Bei *Ölen* handelt es sich um Fette, die bei Zimmertemperaturen flüssig sind. *Fette* wiederum (damit also auch die Öle) sind Nährstoffe, die sich aus Glycerin (einem Alkohol) und verschiedenen *Fettsäuren* aufbauen. Ihren spezifischen, unverwechselbaren Charakter erhalten sie durch den jeweils ureigenen Mix an enthaltenen Fettsäuren. Von letzteren gibt es, wie noch zu erläutern sein wird, *gesättigte* und *ungesättigte* Varianten. Herrschen die gesättigten vor, ist das Fett fest (d. h. teilweise kristallisiert). In den flüssigen Ölen dagegen dominieren die ungesättigten Fettsäuren.

Ungesunde und gesunde Fette

Der Weg allen Fettes

Fett wärmt und ist eine gute Energiereserve für Notzeiten. Deshalb verfügen wir über die manchmal zu ausgeprägte Fähigkeit, diesen Stoff vorsorglich zu speichern.

Das Fett, wie es über die Nahrung aufgenommen wird, kann im Körper verschiedene Wege nehmen. Manche sind erwünscht und notwendig, andere gefürchtet und ärgerlich. Unproblematisch ist es sicher, wenn daraus Energie gewonnen, das Fett also gleich verheizt wird. Geradezu überlebenswichtig sind die Fettsäuren als Bauelemente für die feinen Häutchen der Körperzellen. Lästig und »beschwerlich« ist es hingegen, wenn der verschlungene Hamburger oder das vor dem Fernseher verspeiste Knabbergebäck schnurstracks in die Fettdepots vorzugsweise um Hüfte oder Leibesmitte wandern.

Riskante Fette

Fett macht fett – so lautet die Formel und Botschaft des Diätspezialisten Prof. Pudel, Psychologe und »Anführer« der regelmäßig in Zusammenarbeit mit Krankenkassen durchgeführten Pfundskur zur Gewichtsreduktion. Angesprochen müssen sich bei uns Millionen von Menschen fühlen. Von Betroffenen und der Wissenschaft wird Übergewicht nicht nur als Makel oder ästhetisches Problem angesehen, es hat vielmehr sehr ernste Folgen:

- Es treibt beispielsweise den Blutdruck nach oben und vervielfacht die Wahrscheinlichkeit, mit fortgeschrittenen Jahren an einem Altersdiabetes mit allen damit verbundenen Folgen und Einschränkungen zu erkranken.
- Übermäßiger Fettverzehr – in Wohlstandsländern die Regel – und damit verbundenes Übergewicht werden mit vermehrtem Auftreten von Arteriosklerose in Zusammenhang gebracht, also einer Verengung der blutführenden Gefäße, der Zunahme von koronaren Herzkrankheiten (Herzinfarkt) und Schlaganfall. Erhöht zeigt sich dabei aber auch das Risiko, Brust- und Dickdarmkrebs zu entwickeln.

40 Prozent der Bundesbürger tragen zuviel Wohlstandsspeck mit sich herum – mit teilweise gravierenden Folgen.

Die Lage ist auf diesem Sektor also ernst zu nehmen. Hintergrund für das Bedrohungsszenarium ist dabei wahrscheinlich der Umstand, daß eine hohe Fettzufuhr die Aktivitäten unseres Immunsystems (T-Helfer-Zellen) meßbar bremst.

Aber erschrecken Sie nun nicht. Es mag wohl stimmen: »Fett macht fett und krank«. Gleichzeitig gilt jedoch: Alle Fette schleusen zwar reichlich Energie in den Körper, aber »Fett ist nicht gleich Fett«. Die beschriebenen Nachteile gelten weitestgehend und fast ausschließlich für *tierische Fette* mit hohem Anteil an gesättigten Fettsäuren und Stoffen wie dem Cholesterin.

Der »Leumund« der in diesem Buch behandelten heilsamen Öle ist dagegen ohne Fehl und Tadel – solange wir uns bei der Gesamt-Fettzufuhr im Rahmen der empfohlenen Grenzen bewegen.

Der Energiegehalt pro einem Gramm Fett beträgt 9 kcal! Trotzdem – Fett ist nicht gleich Fett und in Maßen genossen sogar lebensnotwendig.

Gesundheitsfördernde Fette

So problematisch das Fett teilweise auch sein mag: Der Mensch braucht es, und eine fettfreie Kost würde er gar nicht erst überleben. Auch in der Küche ist es für Feinschmecker geradezu unersetzlich, da es vielen Speisen erst den richtigen, vollmundigen Charakter verleiht (Verstärkung des Eigengeschmackes von Zutaten). Dies erhöht nicht nur den Genuß, sondern verbessert auch die Verdaulichkeit, weil durch solche aromatischen Signale die Drüsentätigkeit ganz allgemein angeregt wird. Was not tut, ist das richtige Fett. Machen Sie sich also den gleichermaßen problematischen wie segensreichen Nährstoff dauerhaft zum Freund.

> Bevorzugen Sie *ungesättigte Fettsäuren*, wie sie vornehmlich in *pflanzlichen* Ölen und Ölfrüchten vorkommen. »Ungesättigt« bedeutet in diesem Zusammenhang, daß noch Platz in der jeweiligen Fettverbindung für die Anlagerung eines Wasserstoffatoms (chemisch: H) vorhanden ist. Können sich gleich mehrere H-Atome hinzugesellen, spricht man von *mehrfach ungesättigten Fettsäuren*.

Ohne Fett wären unser Gewebe und unsere Haut nicht geschmeidig und elastisch: wären so empfindliche Organe wie etwa die Nieren überdies der Kälte schutzlos ausgeliefert.

Fett an sich vermag der Körper aus Kohlenhydraten bzw. Zucker in gewissem Maße selbst herzustellen. Man muß ihm aber auch ein Mindestmaß davon zuführen. Etwa, um bestimmte Vitamine (A, D, E, K und Beta-Carotin) überhaupt verwerten zu können, oder weil dieser Nährstoff ein strukturbildendes Element im Körperaufbau bildet. Darüber hinaus brauchen wir zur Fettverwertung aber zusätzlich sogenannte »essentielle« Fettsäuren. Wir sollten sie uns über die Nahrung unbedingt sichern, weil unser Körper sie nicht aus anderen Komponenten aufbauen kann. Diese wichtigen Substanzen finden sich dann in den Zellen (Mitochondrien) wieder und erfüllen dort lebenswichtige Funktionen im Zusammenhang mit der Zellatmung. Dabei wird Sauerstoff in Energie (Muskelleistung, Bewegung, Wachstum, Erneuerung, Wärme) umgewandelt – ein Geschehen, das die eigentliche Kraftquelle für unser Überleben bildet. Die »Spezialisten« unter den Fetten fungieren außerdem als Vorstufen für verschiedene weitere, im Körper benötigte Fettsäuren (langkettige, mehrfach ungesättigte Fette wie Arachidonsäure oder Docosahexaensäure) sowie für hormonähnliche Stoffe wie die Prostaglandine. Eine besondere Rolle spielen in solchen komplexen Abläufen und Stoffwechselumsetzungen die Alpha- und Gamma-Linolensäure. Auf sie und ihre spezielle Bedeutung werden wir noch im einzelnen zu sprechen kommen. Gamma-Linolensäure kann zwar grundsätzlich vom Körper selbst gebildet werden, enzymatische Mängel und bestimmte Grunderkrankungen führen jedoch gelegentlich dazu, daß dies nicht in ausreichendem Maße geschieht. Für die Betroffenen hat das oft quälende Folgen (Ekzeme u. ä.).

Freunde unserer Gesundheit in diesem Sinne sind:
- Linolsäure (mehrfach ungesättigte Fettsäure, essentiell)
- Linolensäure (mehrfach ungesättigte Fettsäure, essentiell)
- Alpha-Linolensäure (essentiell)
- Gamma-Linolensäure
- Ölsäure (einfach ungesättigte Fettsäure)

Obwohl hier noch vieles im Fluß ist, geht die Ernährungswissenschaft von einem Bedarf des Erwachsenen von mindestens zehn Gramm Linolsäure pro Tag aus. Für andere wichtige Fettsäuren liegen keine entsprechenden »Mindest-Zufuhrwerte« vor. Sie sind von enormer Bedeutung für unser Wohlergehen, weil sie als unverzichtbare Komponenten von Steuersubstanzen dienen, denen im Körper wichtige Funktionen für die Lebenserhaltung zukommen, beispielsweise die Muskeltätigkeit (Herz!) und Immunabwehr, für die Regulierung von Blutdruck und Blutgerinnung. Außerdem benötigen wir ungesättigte Fettsäuren als Bausteine für die hochsensiblen Zellmembranen. Setzen Sie deshalb auf pflanzliche »Hochleistungsfette« mit hohem Anteil an ungesättigten Fettsäuren. In naturbelassener Form weisen sie ein ganzes Gefolge an Begleitstoffen auf, von denen manche für unsere geistige und körperliche Gesundheit und Vitalität vielleicht noch wichtiger sind als die Fettsäuren selbst (dies gilt z.B. für Cholin oder Lecithin). Nicht nur Herz und Gefäße benötigen eine ausreichende Zufuhr bestimmter Fette. Ganz offensichtlich gilt dies auch für das Gehirn, insbesondere während der Entwicklungsphase. Zahlreiche internationale Studien haben gezeigt, daß ein Mangel an essentiellen Fettsäuren bei Kindern zu Überaktivität, schlechter Konzentration und verminderter Lernfähigkeit führt.

Das Fettprofil unserer Nahrung bestimmt die »Fluidität« und Funktionstüchtigkeit der Zellmembranen, d. h. ob der Stoffaustausch auf Zellebene klappt oder nicht. Fehlen essentielle Fettsäuren, so altern die kleinsten Einheiten unseres Körpers rapide – und damit auch der ganze Organismus.

Defizite mit Folgen

Hochwertige pflanzliche Fette und ihre Begleitstoffe gehen heute in einem Überangebot an gesättigten Fetten geradezu unter. Dies hat Konsequenzen, wie die folgende Aufstellung nach Dr. Burgerstein zeigt:

- Das Immunsystem verliert an Schlagkraft.
- Der Herzrhythmus kommt außer Takt.
- Die Sehkraft läßt nach.
- Wunden heilen langsamer und hinterlassen vermehrt Narben auf der Haut.
- Die Haut schuppt, trocknet aus, es kommt zu vorzeitigem Haarausfall.
- Mann und Frau können unfruchtbar werden.
- Leber-, Nieren- und Gehirnleistung lassen nach.

Haarausfall – möglicherweise auch Folge eines gestörten Fettstoffwechsels.

Alle aufgeführten Störungen können Symptome eines gestörten Fettstoffwechsels sein. Mit einer neuen, neuzeitlich-aufgeklärten, bewußteren Form des »Fett-Managements« auf der Basis naturbelassener Pflanzenöle können Sie dafür sorgen, daß der Körper zu einer gesunden Balance zurückfindet, wodurch unabsehbare Risiken vermieden werden.

Fettzufuhr – wissenschaftlich empfohlen

Der amerikanische Sportmediziner Kenneth H. Cooper empfiehlt einen geringeren Wert, und zwar verteilt nach der Formel: 5-10-8 (= 5 Prozent gesättigte, 10 Prozent mehrfach ungesättigte und 8 Prozent einfach ungesättigte Fettsäuren).

International gilt im Hinblick auf das Fett in der Nahrung eine Art »Grenzwert« von 30 Prozent (daran orientiert sich z.B. die renommierte AHA = American Heart Association). Bei der Deutschen Gesellschaft für Ernährung (DGE) tendiert man mit einigem Grund eher zu einem Anteil von 25 Prozent.

Doch keine Sorge: Sie müssen nicht ab sofort einen Taschenrechner in der Küche parat haben. Unsere Ratschläge zur Öl-Gesundheitsküche ermöglichen Ihnen hier ein gesundes Gleichgewicht ohne mathematische Kunstgriffe.

Fettsäuren-Muster im Überblick

Öle im Vergleich zu anderen Speisefetten

	GFS	UFS	MUFS
Butter	64	33	3
Erdnußöl	19	50	31
Haselnußöl	8	78	14 (1,5)
Heringsöl	22	56	22
Kokosfett	92	6	2
Kürbiskernöl	19	28	53 (1)
Leinöl	9	18	73 (58)
Maiskeimöl	17	32	51 (1)
Mandelöl	8	70	22
Olivenöl	19	73	8 (1)
Palmkernfett	83	15	2
Palmöl	46	44	10
Rapsöl	8	60	32 (10)
Rindertalg	52	44	4
Saflor-/Distelöl	10	12	78 (0,5)
Schweineschmalz	41	49	10
Sesamöl	14	42	44 (0,5)
Sojaöl	14	24	62 (8)
Sonnenblumenöl	8	27	65 (0,5)
Walnußöl	8	20	72 (12)
Weizenkeimöl	16	22	62 (5)

GFS = *Gesättigte Fettsäuren*
UFS = *Einfach ungesättigte Fettsäuren*
MUFS = *Mehrfach ungesättigte Fettsäuren*

Werte in Klammern: enthaltene *Linolensäure* (dreifach ungesättigt).

Gut fürs Herz: neues Renommee für die »schlichten« Öle

Verbrauchertip: Das von der DGE empfohlene »gesunde Drittel« an einfach ungesättigten Fettsäuren erreicht man, indem man Raps- oder Olivenöl in die Grundausstattung seiner Öl-Gesundheitsküche aufnimmt.

Einst wurden sie stiefmütterlich behandelt, jetzt werden sie von den Ernährungsforschern hochgelobt und geradezu gehätschelt. Die *einfach ungesättigten Fettsäuren* (Ölsäure) sind in der Medizin die neuen »Lieblingskinder« – besonders der Kardiologen.

Die Qualitäten der »schlichten« Fette: Sie senken den Cholesterinspiegel und damit das Risiko koronarer Herzerkrankungen (immerhin der »Killer Nr. 1« in den Wohlstandsländern). Außerdem erweisen sie sich als äußerst stabil gegenüber den Angriffen des Sauerstoffs (Oxidierung), was man von den mehrfach ungesättigten Fettsäuren leider nicht behaupten kann. Der neueste Rat der DGE lautet daher folgerichtig, die Ölsäure solle mindestens ein Drittel der insgesamt aufgenommenen Menge an Nahrungsfetten ausmachen. Noch vor wenigen Jahren hielt man sie eher für überflüssig.

Merkzettel: neuzeitliches Fettmanagement

Der Fettverzehr in Deutschland ist derzeit viel zu hoch. 40 Prozent der Nahrungsenergie verleiben wir uns auf diese Weise ein. Männer essen z. B. etwa 130 g pro Tag – an Stelle der empfohlenen, gerade noch akzeptablen 80 g. Zur Verringerung der aufgenommenen Fettmenge eignen sich übrigens auch sogenannte Light-Produkte nur sehr begrenzt. Untersuchungen haben gezeigt, daß solche fettreduzierten Erzeugnisse weniger gründlich sättigen und folglich in größeren Mengen verzehrt werden.

Sparen Sie also lieber dadurch, daß Sie den »dicken« (und dickmachenden) Brocken (rechte Seite, oberer Merkzettel) in weitem Bogen aus dem Weg gehen. Wenn Sie diese maßvoll durch Bausteine aus dem Kasten unten ersetzen, schwenken Sie auf Erfolgskurs ein, und zwar sowohl bei der »schlanken Linie« als auch beim Wohlbefinden allgemein.

Sparplan

> Hier sollten Sie sparen ...
>
> Fettreiche Nahrungsmittel
> *(gesättigte Fettsäuren)*
>
> ▶ Mayonnaise
> ▶ Fette Wurst (Mettwurst, Zervelatwurst, Salami, Leberwurst, Blutwurst, Rotwurst)
> ▶ Fettes Hammelfleisch
> ▶ Schokolade, Nougat
> ▶ Doppelrahmkäse, Vollfettkäse
> ▶ Blätterteiggebäck, Sahnetorte
>
> *Risiko für Ihre Gesundheit – Genuß stark einschränken!*

Meiden Sie diese fettreichen Nahrungsmittel weitgehend.

Investitionsplan

> ... damit hier Platz frei wird
>
> Kaltgepreßte, möglichst frische Öle aus:
>
> ▶ Kürbiskernen
> ▶ Sonnenblumenkernen
> ▶ Raps
> ▶ Saflor
> ▶ Oliven
> ▶ Mandeln, Walnüssen, Haselnüssen
> ▶ gegebenenfalls auch Fischöl (Hering, Makrelen)
>
> *Chance für Ihre Gesundheit – Genuß maßvoll steigern!*

DIE GABEN NATIVER ÖLE

Öle enthalten jeweils ganz spezifische Inhaltsstoffe:

- Fettsäure-Kompositionen von teilweise geradezu therapeutischer Qualität wie beim Nachtkerzenöl (Gamma-Linolensäure) oder Schwarzkümmelöl;
- Enzyme in großen Mengen;
- Pflanzenhormone, pflanzliche, nebenwirkungsfreie Östrogene;
- Aromen, die auf den Gehirnstoffwechsel wirken können, antioxidative Farbstoffe;
- Vitamine, vor allem Vitamin E;
- Lecithine, die wichtig sind zur Kontrolle der Blutfette sowie für Nerven- und Gehirntätigkeit.

Neuester Trend: Fettbegleitstoffe im Aufwind

Früher waren Fettbegleitstoffe verpönt, heute weiß man um ihre positiven Eigenschaften.

Früher hat man sie rigoros aus dem Öl entfernt und vertrieben, um es möglichst »rein« (haltbar, geschmacksneutral, uniform) anzubieten. Heute werden die einstigen »Verunreinigungen« hochgepriesen, weiß man die schmeichelhaftesten Dinge über sie zu berichten. Aus »Statisten« sind gewissermaßen gutbezahlte Stars der Nahrungsergänzungs-Szene geworden, so z. B. die

- Flavonoide, Wachse, Sterine sowie zahlreiche Geruchs- und Geschmacksstoffe,
- Carotinoide (Beispiel Raps: 3 mg/100 g!), Xanthophyll u. ä.,
- Tocopherole (dem Vitamin E zugerechnete Verbindungen).

Solche Fettbegleitstoffe »sollen den menschlichen Organismus gegen chronische Krankheiten schützen« (Dr. Nikolaus Weber). Sie tun dies beispielsweise durch ihr antioxidatives Potential, ihre Fähigkeit also, aggressiven Sauerstoff im Zaum zu halten. Dadurch verhindern sie, daß aus hoch-ungesättigten Fettsäuren sogenannte Fettsäurehydroperoxide entstehen. Diese gelten als mögliche Mitauslöser von Arteriosklerose (Gefäßverengung) und Krebs. Darüber hinaus schreibt man den Fettbegleitstoffen auch eine Vielzahl weiterer günstiger Einflüsse auf grundlegende Körperabläufe zu, so etwa Stärkung und Stimulation des Immunsystems sowie entzündungshemmende Wirkungen. Dies gilt z. B. für die pflanzlichen Sterine, die zwar Verwandte des Cholesterins sind, jedoch von hohem gesundheitlichen Wert und ohne alle schädlichen Auswirkungen auf den Blutfettspiegel.

Hochleistungswirkstoffe der Pflanzenöle in Beispielen

Vitamin E – das Öl als »Jungbrunnen«

Das Vitamin ist fettlöslich und tritt deshalb immer in Gesellschaft mit diesem energiereichen Nährstoff auf – beide gehören also von Natur aus zusammen. Den Respekt der Wissenschaft erwarb das Vitamin E sich bereits vor vielen Jahrzehnten mit einem Paukenschlag. Versuche hatten damals ergeben, daß ein Zusatz dieses Vitamins im Futter von Ratten zu einer wahren »Fruchtbarkeitsexplosion« führte. Auch bejahrte und behäbig gewordene Nager wurden wieder agil und munter, entwickelten jugendlichen, unwiderstehlichen Elan.

Hintergrund für solche Wirkungen sind die ausgeprägten antioxidativen Eigenschaften des Vitamins. Es geht dabei um den Schutz vor den Freien Radikalen, die inzwischen für über 50 Krankheiten (mit-)verantwortlich gemacht werden – von Herz-Kreislauf-Leiden bis zum Grauen Star – vor allem aber für vorzeitiges Altern. Reaktiver Sauerstoff jagt dabei wie ein Querschläger durch die Körpergewebe, kollidiert mit Molekülen und Zellbestandteilen, schädigt die empfindlichen Zellmembranen (Häutchen) und führt so langfristig zu Funktionseinbußen der lebenswichtigen Organe.

Die Gefahren kommen gleichermaßen von innen wie von außen. Intern: Um Energie zu erzeugen (Wärme, Kraft, Muskelleistung

Vitamin E ist eine gesundheitliche »Trumpfkarte«, ein wirklicher Wertstoff unserer Nahrung und eine echte Empfehlung für den bewußten Griff zur Ölkaraffe.

Auch Genußmittelmißbrauch (Alkohol, Kaffee in größeren Mengen) und sogar sportliche Betätigung (höherer Sauerstoffumsatz) verstärken den Eintrag von Radikalen in den Organismus.

usw.) muß Sauerstoff verbrannt werden. Dies erzeugt zwangsläufig ganze Schwärme von Radikalen. Extern: Luftverschmutzung, erhöhte UV-Strahlung (Ozonloch), Zigarettenrauch.

Soweit das Bedrohungsszenario. Vitamin E, so wie es in natürlicher Form vorzugsweise in bestimmten Samenölen vorkommt, steht auf der anderen Seite der Barrikade. Als Radikal-Fänger macht es den reaktiven Sauerstoff dingfest und somit unschädlich. Seine Wirksamkeit entfaltet es dabei vorzugsweise im Bereich der Zellmembranen – und vom Schicksal dieser kleinsten Einheiten des Körpers hängt unser gesamtes Wohl und Wehe ganz entscheidend ab.

Weitere nützliche Effekte von Vitamin E:

- Schutzfaktor auch vor bestimmten Krebsarten (Lunge, Darm, Prostata).
- Aktivator für das Immunsystem (bessere Körperabwehr gegen Viren, Bakterien und Pilze).
- Nachweislich vorbeugende Wirkung, u. a. bei sogenannten Hochrisikopatienten nach Infarkt oder bei Infarktgefährdung.
- Basis-Therapeutikum bei Schmerzleiden wie Rheuma oder Migräne. Vitamin E dämpft Stoffwechselabläufe, die ansonsten zu entzündlich-schmerzhaften Beschwerden führen. Arzneimittel, die mit erheblichen Nebenwirkungen belastet sind, können also eingespart werden.

Hitliste von Vitamin E in Pflanzenölen
(jeweils in mg pro 100 g Öl)

1. Weizenkeimöl — 215 mg
2. Distelöl — 75 mg
3. Sonnenblumenöl — 55 mg
4. Maiskeimöl — 30 mg
5. Rapsöl — 23 mg
6. Olivenöl — 12 mg

Wichtiges für die Öl-Küche und Öl-Apotheke

Den folgenden Zusammenhang hat erst die Forschung der letzten Jahre zutage gefördert: Wer größere Mengen mehrfach ungesättigter Fettsäuren zu sich nimmt, muß gleichzeitig für ausreichend Vitamin E sorgen, um die hochwertigen und hochsensiblen, reaktionsfreudigen Fett-Substanzen vor der Oxidierung im Körper zu schützen. Sonst entstehen gefährliche Sauerstoff-Radikale.

Hier empfiehlt die DGE neuerdings: Pro zusätzlich verzehrtem Gramm mehrfach ungesättigter Fettsäuren sollten mindesten 0,6 mg Vitamin E außer der Reihe zugeführt werden.

Eine kleine Orientierungshilfe durch die Untiefen der Ernährungsrisiken bietet darüber hinaus die oben abgebildete kleine Tabelle zu den Vitamin-E-Gehalten der gebräuchlichsten Speiseöle. Rapsöl beispielsweise enthält vergleichsweise wenig mehrfach ungesättigte Fettsäuren, dafür aber immerhin 23 mg Vitamin E pro 100 g.

Verbrauchertip: Die von der DGE empfohlene Sicherheitsmarge für die Zuführung von Vitamin E (bei Verzehr größerer Mengen mehrfach ungesättigter Fettsäuren) können Sie ganz ohne Rechenschieber mit etwas Weizenkeimöl pro Tag bequem einhalten – es enthält einen erheblichen Vitamin-E-Überschuß.

Jungbrunnen auch für die Haut!

Wußten Sie, daß bestimmte, im Öl enthaltene Wirkstoffe sogar Altersflecken wieder verschwinden lassen können? Dies behaupten nicht etwa Phantasten, sondern gestandene Pharmakologen im Hinblick auf im Öl enthaltene »unverseifbare Substanzen«. Wie besondere Pflanzenöle dies möglicherweise bewerkstelligen, erfahren Sie im Kapitel »Öl-Naturapotheke« unter dem entsprechenden Stichwort.

Auch diese Beobachtung lehrt uns wieder: Öl steckt voller Geheimnisse. Selbst heute noch, in »wissenschaftlich aufgeklärter« Zeit, ist es so etwas wie ein ungehobener Schatz an Lebenshilfe schlechthin. Und dies gilt vor allem für den Spiegel unserer leiblichen Verfassung und der Seele: die Haut. Diese empfindliche Grenze zum Außen ist durch vorzeitiges Altern, einen Verschleiß der Erneuerungskräfte, ganz besonders bedroht und daher gleichzeitig eine unübersehbare Visitenkarte dafür, wie es »drinnen aussieht«.

Besondere Ölanwendungen, wie sie in unserem Ratgeber vorgestellt werden, können dabei helfen, die biologische Uhr zu verlangsamen oder immer wieder anzuhalten – und manchmal sogar ein klein wenig zurückzudrehen. Das Bild vom »Jungbrunnen« ist deshalb in diesem Zusammenhang alles andere als eine Übertreibung.

Das wertvolle Lecithin

Gesundbrunnen für Gehirn, Nerven und Fettstoffwechsel

Der Gesundheitsbewußte weiß: Lecithin ist »Gehirnnahrung«, stärkt die Nerven und wirkt Vergeßlichkeit entgegen. Es sorgt also für einen klaren Kopf bis ins hohe Alter.

Wenn Öle auf geradezu wundersame Weise zum Gesundbrunnen werden, so hängt dies wesentlich mit den darin enthaltenen Lecithinen zusammen.

Lecithin selbst ist kein Fett, in der Natur jedoch immer mit Öl verbunden. Es besteht aus mehreren Einzelsubstanzen, unter denen dem Cholin eine besondere Bedeutung zukommt (*Phosphatidylcholin*), beispielsweise als Vorstufe für den zentralen Gehirnbotenstoff Acetylcholin.

Die Forschung fasziniert am Cholin in jüngerer Zeit vor allem, daß zu seinen besonderen Eigenschaften und Qualitäten die Senkung erhöhter Cholesterinwerte zählt, was das Risiko für Herz-Kreislauf-Leiden (Infarkt) mindert. Dies ist durch internationale Studien belegt. Einen festen Platz in der Therapie hat sich die Substanz überdies bei der Behandlung von Lebererkrankungen (Fettleber) erobert. Auch der Gallenstoffwechsel wird nachweislich vorteilhaft beeinflußt. Lecithin ist nämlich ein Bestandteil der Gallenflüssigkeit und sorgt als Emulgator überhaupt erst dafür, daß das durch die Nahrung zugeführte Fett gelöst und somit verwertet werden kann.

Mit solchen bemerkenswerten Gehalten sind die besonderen Vorzüge von Ölen aber bei weitem noch nicht erschöpft. Dies demonstriert eine Reihe von modernenn alternativen Heilverfahren, auf die im folgenden kurz eingegangen werden soll. Sie arbeiten mit Elementen aus der Öl-Heilkunde und dies gerade in jüngerer Zeit sehr erfolgreich.

DIE ÖLE IN ALTERNATIVEN HEILVERFAHREN

Aromatherapie

Bei den ätherischen Essenzen offenbaren die Öle eine ganz ungewohnte »Leichtigkeit des Seins«. Denn so prägend diese Substanzen für den aromatischen Fingerabdruck der Pflanze auch sein mögen, so eilig verströmen sie ihre Duftreize, finden sie sich plötzlich dem Gesamtverband der Pflanze entrissen. Man hat sie daher auch als »flüchtigen Geist der Pflanze« bezeichnet. Essenzen sind ölige Substanzen von oft einnehmendem, immer aber charakteristischem Duft. Sie fetten jedoch nicht. Sollten Sie beim Spaziergang auf ein »Nest« mit Pfefferminze oder Zitronenmelisse stoßen, so nehmen Sie vorsichtig ein Blatt und reiben es zwischen den Fingern. Der Duft, der sich dann entwickelt, ist betörend, unerwartet kräftig. Was da die Nase so überwältigend kitzelt, ist jeweils ein komplexes – einmaliges – Gemisch aus flüchtigen Substanzen, eine Art »Seele« des Gewächses, ihr unverwechselbares ätherisches Duftprofil.

Diese Seele der Pflanzen kann man extrahieren und den Geist in kleine Fläschchen bannen. In eben dieser Form hat die »Aromatherapie« während der vergangenen Jahrzehnte geradezu einen Siegeszug in der Welt der alternativen Medizin angetreten.

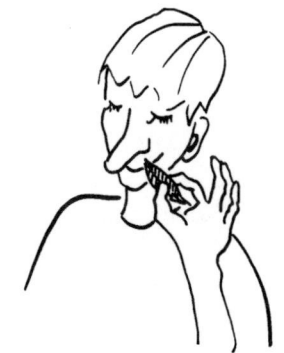

Ätherische Öle bringen Farbe, Licht und Schönheit in eine »duftvergessene«, oftmals graue Alltagswelt.

Kopf und Bauch – wie ätherische Öle auf den Organismus wirken

- Anregung der Körperdrüsen (Hormone, Verdauungsenzyme)
- Impulse für unwillkürliche Muskelbewegungen (Darmperistaltik)
- Keimwidrige Wirkung (Pilze, Bakterien, Viren)
- Je nach wertspendenden Inhaltsstoffen: entkrampfend, lockernd, nervlich ausgleichend, sanft anregend, aktivierend
- Psyche: stimmungsaufhellend
- Einflüsse auf grundlegende Körperabläufe über Gehirnstoffwechsel

Kostbarkeiten aus der Schatztruhe ätherischer Öle

Eukalyptus (Eukalyptus globulus)

Die Ausgangssubstanz für dieses besonders bei Verschnupften beliebte Aromaöl ist der australische »Gummibaum« (junge und alte Blätter). Der dem dampfdestillierten Öl entströmende Duft ist kräftig, erfrischend und im Falle von Erkältungen eine wahre Wohltat. Dies resultiert aus einer darin verborgenen Doppelwirkung: Schleim löst sich und Mikroorganismen werden gehemmt (Bakterien; bei Viren fehlt noch der wissenschaftliche Nachweis). Kopfdampfbäder, Inhalationen mit Eukalyptus zählen zu den sichersten Maßnahmen, um Stirnhöhlenprobleme und Spannungskopfschmerz mild zu bekämpfen und verstopfte Nasen wieder freizubekommen.

Grapefruit (Citrus paradiso)

Hervorragend eignet sich Grapefruitöl als Badezusatz oder entspannendes Massageöl.

Ätherische Öle aus Zitrusfrüchten spielen in der Aromatherapie traditionell eine bedeutende Rolle. Im Windschatten des Wirbels um besondere therapeutische Wirkungen des Grapefruitkern-Extraktes (GFK – es handelt sich dabei um ein Wirkstoffgemisch aus den Kernen der Frucht, nicht um ein fettes oder ätherisches Öl) kommt jetzt auch die Grapefruit-Essenz zu neuen Ehren. Dieses Duftöl, ähnlich wie bei der Zitrone aus den Schalen gewonnen, ist außerordentlich reich an biochemischen Verbindungen. Es ist hautfreundlich und eignet sich vor allem für kosmetische Verwendungen. Ätherischem Grapefruitöl schreibt man auf psychischer Ebene stimmungsaufhellende und aktivierende Effekte zu; außerdem ist es krampflösend und fiebersenkend. Wie die anderen Essenzen kann man es zur sanften, praktisch nebenwirkungsfreien Desinfektion, also zum Schutz vor krankmachenden Bakterien und Pilzen heranziehen.

Lavendel (Lavandula angustifolia, L. officinalis)

Sie verleihen einer ganzen Landschaft im Hochsommer ein überwältigendes Gepräge: die sich schier endlos hinstreckenden, lilafarbenen Lavendel-Felder der Provence. Kaum eine andere Essenz ist derart vielseitig einsetzbar, etwa in Form von Badezusätzen (zur Entspannung, als Einschlafhilfe) oder als schmerzstillende Einreibung bei Erkältungen. Auch Lavendel entfaltet antibakterielle Wirkungen, enthält Cineol sowie eine Vielzahl weiterer medizinisch nutzbarer Inhaltsstoffe. Wie differenziert die Botschaften sind, die von den feinen Gerüchen und Duftnoten der Blütenpflanzen ausgehen, zeigt der Umstand, daß das Lavendelaroma vom Menschen als angenehm empfunden wird. Insekten kann man dagegen damit geradezu in die Flucht schlagen.

Manuka

Die Essenz wird mitunter als »Neuseeländisches Teebaumöl« angeboten, jedoch aus dem Manukastrauch gewonnen und ist mit dem eigentlichen Teebaum (Melaleuca-Art) nicht verwandt. Manukaöl wirkt antibakteriell und wird aus diesem Grund seit Jahrhunderten in vielfältigen Variationen und Anwendungsformen von den Eingeborenen (Maori) geschätzt. Der Strauch wächst wild und wird bislang kaum systematisch angebaut. Verwendung findet vor allem das ätherische Öl, das aus den Blättern des Strauches wertschonend destilliert wird. Die beobachteten Gesundheitseffekte schreibt man einer Kombination aus etwa 30 enthaltenen biochemischen Verbindungen zu. Die Inhaltsstoffe von Manukaöl wirken Entzündungen entgegen, lindern Schmerzen, bauen die Haut wieder auf, beugen vorzeitiger Hautalterung vor.

Hauptanwendungsgebiete des Manukaöls:
▶ *Akne*
▶ *Hautausschläge*
▶ *Pflege nach Sonnenbrand*
▶ *Insektenstiche*

Teebaum (Melaleuca alternifolia)

Unter therapeutischen Gesichtspunkten ist dieses Öl besonders interessant. Gewonnen wird es aus den Blättern des australischen Teebaums (Tea Tree) durch Wasserdampfdestillation. Der Teebaum ist ein Myrtengewächs und gehört zur Gattung der Melaleuca-Gewächse. Die wichtigsten wertgebenden Komponenten sind das enthaltene Cineol und Terpinen-4-ol. Zusammen mit weiteren im einzelnen noch nicht erforschten biochemischen Stoffen entwickeln

Bislang sind bereits 50 biochemische Wirkstoffe des Teebaumöls identifiziert.

sie verblüffend effektive keimtötende Eigenschaften. Entsprechende Produkte werden daher vorzugsweise zum Schutz vor Infektionskrankheiten oder zur Therapie bei Pilzbefall eingesetzt. Präparate mit Teebaumöl dienen vor allem der Hautpflege und Hautgesundheit (auch Schleimhäute, z. B. Mund- und Rachenraum).

Weihrauch (Boswellia carteri)

Als kultisches, geradezu mystisches pflanzliches Produkt wird der Weihrauch angesehen. Sein Lieferant ist ein unscheinbarer kleiner Baum, der vor allem in Nordafrika und Kleinasien wild wächst. Bei Verletzungen der Rinde sondert der Stamm ein ganz besonderes Harz ab. Daraus destilliert man schon seit Tausenden von Jahren das ätherische Öl, dem sehr spezifische, unverwechselbare Wirkungen zugeschrieben werden und das im Moment eine Renaissance in der Medizin erlebt. Eine Wiederbelebung deshalb, weil dem Harz schon im Altertum große wirtschaftliche Bedeutung zukam.

Besonders nützlich ist Weihrauch offenbar bei allen Erkrankungen der Atemwege (Asthma, Bronchitis, Linderung von Hustenanfällen). Die enthaltenen Wirkstoffe sind darüber hinaus jedoch auch ein ganz vorzügliches Hautpflegemittel und regen die Erneuerung des körpereigenen Schutzmantels an.

Die Handels- und Karawanenrouten im Orient wurden wegen der Schlüsselrolle dieses Gewürzes auch als »Weihrauchstraße« bezeichnet.

Zitrone (Citrus limonum)

Eines der wenigen Duftöle, das durch Pressung (nicht mittels Dampfdestillation) gewonnen wird, also auf ganz besonders schonende Weise, verdankt man der Zitrone. Die ätherischen Öle sitzen nämlich in den äußersten Randschichten der Zitronenschale. Auch sie sind äußerst komplex zusammengesetzt, und man sagt diesem besonderen Mix an biochemischen Gehalten nach, das Immunsystem stimulieren (Neubildung von Lymphozyten) und das Bakterienwachstum hemmen zu können (bakterizide Wirkung). Dies wurde sogar bereits bei der klinischen Behandlung von Diphtherie- und Tuberkulosekranken genutzt, z. B. von dem Militärchirurgen, Arzt und Aromatherapie-Pionier Dr. Jean Valnet. Volksmedizinisch verwendet man Zitronenöl vor allem bei Beschwerden wie Erkältungen, Bronchitis oder Magenreizungen.

Hinweis: Zitronenöl ist sehr konzentriert und kann die Haut reizen. Deshalb in aller Regel (außer z. B. bei der Warzen-Bekämpfung) nur verdünnt anwenden. In Vollbäder nicht mehr als 3 Tropfen geben. Ansonsten gut mit dem Basisöl mischen (einprozentige Lösung) und gegebenenfalls mit ähnlich wirkenden Essenzen (z. B. Tea-Tree) ergänzen.

> *Vorsicht!*
>
> Die Aromatherapie zählt zwar zur »sanften« Medizin, ist aber nicht immer harmlos. Allergische Reaktionen wurden z. B. bei der Anwendung des beliebten Teebaumöls beobachtet. Potente Allergieauslöser sind Arnika, Geranienöl, Lorbeer, Nelke, Muskat, Perubalsam, Vanille und Zimt. Zitrusfrüchte (Bergamotte), Johanniskraut und Angelika erhöhen die Empfindlichkeit gegenüber Sonnenlicht, was zu Hauterscheinungen von Verfärbungen bis zu Blasen und Ekzemen führen kann. Und einige Essenzen – wie beispielsweise Ysop, Wermut oder Thuja – enthalten Ketone in größeren Mengen. Diese überwinden die Blut-Hirnschranke besonders leicht (mögliche neurotoxische Schäden) und können die Arbeit der Leber beeinträchtigen. Ansonsten soll an dieser Stelle nicht dramatisiert, sondern nur auf Risiken hingewiesen werden. Die absolute Zahl an allergischen Reaktionen ist relativ klein.

Vor allem Kinder, schwangere und stillende Frauen sollten ketonhaltige Öle nicht (regelmäßig) anwenden!

Die Gewürze

Der Wohlgeruch der Gewürze schlägt den Menschen seit Urzeiten in seinen Bann. Über riesige Entfernungen, durch unwegsames, gefährliches Gelände, wurden sie unter unendlichen Mühen und mit staunenswerten Gewinnspannen von den tropischen Gewürzinseln und duftenden Gärten des Orients bis in die entlegensten Winkel Mittel- und Nordeuropas herbeigeschafft. Denn auch der nüchtern-

Öle und Fette in Küche und Medizin

Man kann mit Gewürzen beispielsweise auch Salz einsparen – eine Speisewürze, die zumindest bei einem Teil der Menschheit den Blutdruck in unverträgliche Höhen treibt.

ste Verstand braucht und liebt zuweilen den sinnlichen Kitzel für Gaumen und Phantasie, der von den duftenden, aromatischen und oft exotischen Pflanzen, Blättern, Blüten, Früchten, Wurzeln, und Rinden ausgeht. Und was da so sehr bezauberte und noch immer einnimmt – sind Öle! Allerdings nicht die »fetten« Öle, wie man sie z. B. den Oliven oder Sonnenblumen unter nachhaltigem Druck entlocken kann, sondern ihre flüchtige, leichtlebige, überaus rasch dahinscheidende Verwandtschaft: die ätherischen Öle. Sie zeichnen für den typischen, unverwechselbaren Charakter der Gewürzpflanzen verantwortlich, und sie sind es im wesentlichen, die bestimmte Gerichte verträglicher machen (Kümmel für die Verdauung; Bohnenkraut zu Hülsenfrüchten). Auch eine richtig verstandene Gewürzküche ist deshalb Teil der »Therapie mit heilsamen Ölen«.

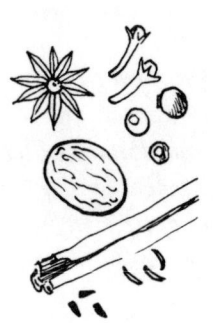

Tip: Sparen Sie ab sofort nicht nur versteckte tierische Fette und gesättigte Fettsäuren ein, sondern auch Salz. Wir verzehren ein Vielfaches des täglichen Bedarfs und können uns in dieser Hinsicht eine »Schmalkost« gut leisten – der Körper wird uns diese Zurückhaltung mit mehr Gesundheit danken. Am leichtesten fällt die Umstellung mit Hilfe von Gewürzen, z. B. mit Kurkuma, Curry, Safran.

Ayurvedamedizin

Das altindische *Ayur-Veda* ist ein Heilsystem und eine Welt für sich. Therapeutische Öle spielen darin, wie jeder Patient bei der Behandlung hautnah erleben kann, eine bedeutende Rolle. Ayurveda, die »Wissenschaft vom Leben«, entstand vor ungefähr 5000 Jahren. Im Mittelpunkt dieses umfassenden philosophischen Weltdeutungssystems stehen die drei *Doshas*. Dabei handelt es sich um Lebensprinzipien, die uns allen innewohnen, um dynamische Strukturen, die in einem stetigen Prozeß der Wandlung immer wieder neu ausbalanciert werden müssen: *Vata*, *Pitta* und *Kapha*.

Sie bezeichnen bestimmte Persönlichkeitstypen und stehen nach Dr. Ernst Schrott für folgende Eigenschaften:

Vata: beweglich, behende, kalt, subtil, rauh, trocken; führt die anderen Doshas
Pitta: scharf, leicht, flüssig, leicht ölig
Kapha: schwer, ölig, langsam, stabil, glatt, fest, träge

Vom Temperament, unserer Veranlagung und körperlichen Konstitution her, sind wir einem der Doshas zugeordnet (z. B. empfindlicher Vata-Typ). Das Geheimnis der Gesundheit und des lebenslangen Wohlergehens hängt jedoch mit dem Gelingen des Kunststücks zusammen, die einzelnen Kräfte harmonisch, unserem Wesen gemäß, aus- und einzupendeln. Diese »Justierung« ist kein stabiler Zustand, das optimale Gleichgewicht ist vielmehr ständig im Wandel. Es handelt sich also um einen Prozeß, der insbesondere unter den vielfältigen störenden Einflüssen des zivilisatorischen Lebensstils alles andere als problemlos abläuft. Verdauungsstörungen beispielsweise deuten auf Pitta-Ungleichgewichte hin, Bluthochdruck auf Irritationen bei Vata. In allen solchen Fällen setzt die ayurvedische Medizin u. a. mit ihren vielfältigen Ölanwendungen den Hebel an.

Die wichtigsten Ayurveda-Öl-Anwendungen

- *Abhyanga*: Sanfte Variante der Ölmassage (Einreibung, Salbung), gleichzeitig von zwei Therapeuten ausgeübt (Synchronmassage), und zwar mit speziellen Kräuterölen, die je nach Einzelfall ausgewählt werden. Dauer: 45 Minuten. Effekt: tiefgreifende Entspannung, »heilender Selbstrückbezug«.
- *Vishesh*: Ebenfalls eine Einreibung, vorgenommen mit deutlich stärkerem Druck. Dies bewirkt einen aktivierenden Impuls für den Stoffwechsel sowie für die Tätigkeit aller Organe (mit Gehirn).
- *Pizzi Chilli*: »Königsguß« – ein Ganzkörperölguß mit warmem Kräuteröl und Synchronmassage. Ausgesprochen entspannende Wirkung gleichzeitig aber auch anregend auf den Stoffaustausch.
- *Shirodhara*: Vielleicht die »berühmteste« aller Ayurveda-Öl-Anwendungen, jedenfalls im Westen: der Stirnguß mit einem

Ölmassagen bekämpfen sowohl die zugrundeliegenden Kräfte-Ungleichgewichte wie auch zahlreiche, damit verbundene Beschwerden. Darüber hinaus beschleunigen sie die dadurch möglich gewordenen Erneuerungsvorgänge.

warmen Gemisch aus Öl und Kräuteressenzen. Gerühmt wird das damit verbundene »besondere Erlebnis innerer Ruhe, Harmonie, Losgelöstsein«.

- *Shirobasti*: Eine Art Kopfbad mit Öl, das die Eigenschaft besitzen soll, vorteilhaft auf den Gehirnstoffwechsel und entsprechende Heilungsvorgänge einzuwirken. Angewendet im Ayurveda bei schweren neurologischen und psychiatrischen Erkrankungen.
- *Natra tarpana*: Augenbehandlung (akute wie chronische Beschwerden) mit Mischungen aus Öl und Pflanzenessenzen.
- *Nasya*: Komplexe und komplizierte, ungewöhnlich (zeit-)aufwendige Ölmassage von Kopf, Nacken und Schultern, kombiniert mit Kopfdampfbädern sowie inneren Ölanwendungen (Nasen- und Rachenraum). Sie kann nach Erkenntnissen von Ayurveda-Ärzten bei chronischen Entzündungen der Stirnnebenhöhlen helfen. Beeinflußt werden auch Mittelohrentzündungen oder Kopfschmerz und Migräne sowie Verspannungszustände und Beschwerden im Bereich von Rücken und Nacken.
- Auch diese Behandlung muß – wie die zuvor beschriebenen – von ausgebildeten Therapeuten durchgeführt werden.

Öl und Fasten

In Amerika wurde bereits ein spezielles Olivenöl-Fasten entwickelt (siehe im Rezeptteil unter »Darmreinigung«).

Hier bestehen sicher noch Defizite. Dem Öl wird innerhalb herkömmlicher Fastenkuren, jedenfalls bei uns, kaum Beachtung geschenkt. Beim herkömmlichen Fasten nach Buchinger oder Lützner achtet man durchaus darauf, einem Mindestbedarf an Mineralstoffen und Vitaminen Genüge zu tun. Ebenso wichtig sind allerdings die essentiellen Fettsäuren, gerade im Hinblick darauf, daß sich bei solchen Kuren intensive Erneuerungsprozesse abspielen (Ersetzung von verbrauchter, kranker Substanz durch gesunde Zellen und Gewebe). Keine Zelle aber kann sich ohne zugeführte essentielle (einfach und mehrfach ungesättigte) Fettsäuren erneuern. Sie sind die Grundbausteine für sehr komplexe Fette, die der Körper dann in Eigenregie nach Bedarf herstellt.

Öle in der Hildegard-Medizin

Im Rezeptteil wird darauf zu sprechen zu kommen sein: Die Medizin nach der Äbtissin Hildegard von Bingen (1098-1179) setzt ebenfalls auf heilkräftige Öle, Salben- und Massageanwendungen. Auch in diesem Falle sind die Rezepturen alles andere als »altbacken« oder verstaubt, und das »finstere Mittelalter« erweist sich gerade im Hinblick auf Gesundheitshilfen für den modernen Zivilisationsbürger als lichtes Reich bislang ungeahnter Möglichkeiten zur Linderung seiner (meist chronischen) Beschwerden. Im Heilpflanzenbereich haben sich, wie fachmännische Sichtungen ergaben, gut 80 Prozent der Empfehlungen der kräuterkundigen »Seherin vom Rhein« bewährt und stünden auch modernen Rezeptbüchern gut an. Ähnlich sieht es bei den anderen volksmedizinischen Anwendungen wie Wickeln und Kompressen aus – und eben den dabei verwendeten oder empfohlenen Therapien mit Ölen.

Die Hl. Hildegard zählt unzweifelhaft zu den vielen berühmten Stimmen und Persönlichkeiten, die zugunsten der besonderen Kräfte unserer Pflanzenöle in den Zeugenstand zu rufen sind.

Kleine Warenkunde

Vom »Sündenfall« der Raffination

Der Sündenfall ereignete sich vor etwa 100 Jahren. Damals nämlich verlegte man sich voll auf die großtechnische Raffination von Speiseölen. Lange Jahrzehnte beherrschte diese dann den Markt bei den Ölen total (mit Ausnahme des Olivenöls). Noch heute dominiert sie leider eindeutig, aber immerhin heftig angefochten und zunehmend im Kreuzfeuer der Kritik. Der (natur- und gesundheits-)bewußte Verbraucher läßt die Finger von solcher entwerteter Industrieware.

Bei dem dabei üblichen, ziemlich rabiaten Zugriff auf die Schätze der Körner und Samen gibt es zwei Methoden:

1. *Die Heißpressung*: Sie vollzieht sich unter hohem Druck und bei Temperaturen von über 80 °C. Dabei bleibt es jedoch nicht. Das Öl ist in dieser Form nicht genießbar und muß raffiniert werden.
2. *Die Extraktion mit Lösemitteln*: Das ist eine besonders effiziente Methode, um einen möglichst hohen Ölertrag zu erzielen. Sie wird oft auch im Anschluß an die Heißpressung angewandt. Durch Zugabe von Chemikalien, vor allem des umstrittenen Hexans, gelingt es dabei, das Öl fast restlos aus dem Saatgut herauszulösen. Auch solches Öl ist nicht genußfähig und muß zusätzlich behandelt werden.

Die Raffination ist Ölfrucht-Ausbeutung ohne Rücksicht auf Verluste, sie verändert das ursprüngliche Lebensmittel von Grund auf, macht aus einer für den Organismus höchst willkommenen Kostbarkeit ein problembehaftetes, belastendes, oft sogar krankmachendes Fabrikerzeugnis.

Die unrühmliche »Krone« setzt diesen beiden Verfahren die anschließende *Raffination* auf. Hierbei werden geschmacklich und gesundheitlich bedenkliche Stoffe und eingetretene Verunreinigungen aus dem Öl entfernt. Ziel und Ergebnis des komplizierten mehrstufigen Prozesses ist das »neutral schmeckende Öl«, wie man es zur Genüge aus dem Supermarkt kennt.

Die »Reinigung« vollzieht sich über die Stationen *Entschleimung* (dabei verschwinden z. B. die Lecithine) und *Entsäuerung* (Neutralisation) unter hohen Temperaturen im Vakuum. Eine *Entfärbung* mit

Bei raffinierten Ölen ist Sonnenblumenöl nicht von Raps-, Distel- oder Sojaöl zu unterscheiden.

Bleicherde oder Aktivkohle schließt sich an, wodurch zahlreiche weitere gesundheitlich wertvolle Fettbegleitstoffe verlorengehen. Zuletzt wird das Öl dann noch einer *Dämpfung* ausgesetzt: Bei Temperaturen bis zu 240 °C eliminiert man im Hochvakuum störende Geruchs- und Geschmacksstoffe, und zwar in einem Aufwasch mit den letzten noch verbliebenen, eigentlich erwünschten pflanzlichen Aromen.

Die überfällige Wiederentdeckung naturbelassener Öle

»Raffinierte« Ware sollte also weder in die Gesundheitsküche noch in die Massageanwendung der Öl-Apotheke Eingang finden – dies ist nach den vorausgegangenen Ausführungen klar. Für unsere Zwecke orientieren wir uns ausschließlich an naturbelassenen Produkten. Dabei werden eigentlich nur alte Traditionen aufgegriffen. Seit den Anfängen der Ölproduktion in weiter geschichtlicher Ferne wurden nur solche rein mechanisch erzeugten Öle für kosmetische, medizinische oder technische Zwecke verwendet. Wahrscheinlich gehört dieser Zweig der Müllerei in manchen (südlichen) Regionen zu den ältesten Sparten landwirtschaftlicher bzw. handwerklich-gewerblicher Tätigkeit. So kann man im Ölmuseum von Haifa, Israel, Stein-Ölmühlen bewundern, die etwa auf das Jahr 5000 v. Chr. datiert werden. Ob die Sache nun neu oder alt ist – gut ist diese Rückbesinnung allemal. Solche naturbelassenen Öle werden heute meist als »*kaltgepreßt*« deklariert. Nach dem Text des Deutschen Lebensmittelbuchs versteht man darunter »nicht raffinierte Öle, die ohne äußere Wärmezufuhr mit modernen Schneckenpressen (oder Schneckenförderpressen) gewonnen werden. Dabei werden im auslaufenden Öl Temperaturen bis 40 °C erreicht«.

Warum orientiert man sich dabei an diesem speziellen Grenzwert? Unter anderem daher, weil er etwa jenen Wärmegraden entspricht, denen die Ölfrucht in der – meist südlich gelegenen – natürlichen Umgebung regelmäßig und schadlos ausgesetzt ist. Solchermaßen ausgewiesene Öle dürfen dann im weiteren Verlauf der Pro-

»Kaltgepreßt« steht nicht nur auf dem Etikett. Der Verbraucher kann die damit verbundenen Qualitätsmerkmale sehen, schmecken und riechen. Bedingt durch die Fettbegleitstoffe, sind naturbelassene Öle dunkler gefärbt. Sie weisen einen typischen fruchtartigen Geschmack auf und verbreiten ihr eigenes, unverwechselbares Aroma.

duktion keiner »weiteren Behandlung« (gemeint ist damit die Raffination) unterzogen werden. Man bezeichnet sie deshalb als »*nativ*« (siehe dazu auch die weiteren Ausführungen im »Glossar«).

Drei »goldene Prinzipien« für die heilende Speiseöl-Küche

1. Das Rotationsprinzip

Bei der Verwendung von Pflanzenölen sollten Sie immer wieder einmal variieren. – Sie können beispielsweise auch Sojaöl (enthält reichlich Vitamin E und Lecithin) in die aufgezeigte Abfolge einbauen, etwa anstelle von Distelöl.

Pflanzenöle sollten in Küche und Hausapotheke wechselweise verwendet werden. Für den Gesundkost-Speiseplan empfiehlt es sich also, jeweils maximal 0,5 Liter (besser wäre noch 0,25 l) eines Öles »am Stück« zu verwenden. Mögliche Abfolge einer solchen »Rotation«:

A. Sonnenblumenöl (reich an Linolsäure)
B. Olivenöl (viele Begleitstoffe, Herzschutz-Fettsäuren)
C. Distelöl (Spitzenreiter unter den Linolsäure-Lieferanten)
D. Rapsöl (ein gesunder Kompromiß: viele einfach ungesättigte Fettsäuren – aber auch bemerkenswerte Gehalte an Alpha-Linolensäure)

2. Das Aufstockungsprinzip

»Aufstocken« heißt jedoch nicht, sich noch mehr Fett einzuverleiben. Was hier zugegeben wird, muß an anderer Stelle (z. B. beim Sonnenblumenöl, der Margarine, Butter, fettem Käse, Wurst etc.) wieder eingespart werden!

Noch mehr gewinnt man, wenn man zusätzlich einige Kostbarkeiten aus der Ölmühle einbaut und damit sein Guthaben an gesundheitsrelevanten, guten Fettstoffen aufstockt. Dazu gehören insbesondere:

▶ Leinöl (bei der Alpha-Linolensäure (58 Prozent!) ist es unschlagbar und sollte den Speisen kurmäßig, jeweils eine Woche lang, zugegeben werden)
▶ Schwarzkümmelöl (Immunsystem-Regulator)
▶ Nachtkerzen- oder Borretschöl (spezielle Ölsäuren)
▶ Kürbiskernöl (Pflanzenfarbstoffe)
▶ Hanföl (spezielle Ölsäuren)

3. Das »neue Reinheitsgebot« bei Speiseölen

Setzen Sie auf wirkliche »Reinheit«, d. h. vergessen Sie die Hinweise auf »reines« Pflanzenöl. Darauf kommt es nicht an. »Reine Salat- und Tafelöle« sind zusammengemixt aus unterschiedlichsten Ölen, die alle gleich schmecken und intensiv raffiniert und entwertet wurden. Die wirkliche Reinheit beginnt erst einmal dort, wo die entsprechende Ölpflanze deutlich identifizierbar auf dem Etikett steht, wo also die Herkunft des nahrhaften Segens für jedermann erkenntlich ist. Echte kaltgepreßte, nicht erhitzte (auch nicht dampfdestillierte!) Öle sind gewissermaßen ihr eigenes Gütesiegel: Sie bieten für den Verbraucher nachprüfbar die Gewähr, daß nur einwandfreies Saatgut verwendet wurde, keine schimmeligen oder vergammelten Nüsse und Früchte.

Jede qualitative Nachlässigkeit wirkt sich bei Speiseölen auf den Gaumen aus: Man schmeckt die üble Zutat unweigerlich heraus.

Verbrauchertips zur Lagerung naturbelassener Öle

Hochwertige Öle müssen besonders sorgfältig aufbewahrt werden. Unter Einwirkung von Temperatur, Luft und Licht finden darin auch biochemische Veränderungen statt, und es entstehen leicht unerwünschte Oxidations- und Polymerisationsprodukte. Licht schädigt den kostbaren Inhalt besonders nachhaltig, und zwar etwa tausendmal schneller als etwa Luftzutritt! Öl in Weißglas oder hellen Plastikgefäßen anzubieten, ist eigentlich ein Sakrileg. Deshalb der Rat: Nur lichtgeschützt verpacktes Öl besorgen. Die Öl-Behälter schon vor dem Öffnen kühl und an einem dunklen Ort aufbewahren. Dies gilt erst recht nach dem Anbrechen der Flasche oder Dose, dann am besten im Kühlschrank und immer sehr sorgfältig verschließen. Bei Olivenöl und Erdnußöl muß und kann dabei in Kauf genommen werden, daß es zum Ausflocken von enthaltenen Substanzen (Wachsen) kommt. Die auftretenden Trübungen sind kein Hinweis auf Verderb und beeinträchtigen die Qualität nicht. Ist die Flasche oder Dose erst einmal geöffnet, sollte der Inhalt inner-

Die optimale Temperatur zur Aufbewahrung und Lagerung von Ölen beträgt 10–15 °C.

halb von zwei Monaten aufgebraucht werden. Besonders bei Leinöl, Weizenkeimöl, Walnuß- und Haselnußöl muß dies noch zügiger geschehen (davon also am besten nur jeweils 0,1 Liter besorgen).

Und noch etwas ist in der Naturöl-Küche zu beherzigen: Hochwertige Öle mögen es nicht heiß. Beim Kochen und Backen machen sie sonst unerwünschte Veränderungen durch, die im Hinblick auf unsere Gesundheit höchst bedenklich sind. Dies gilt schon für das ganz normale, alltägliche Kochen und Braten. Besonders gefährdet sind dabei leider gerade die wertvollsten Öle mit ihrem hohen Gehalt an ungesättigten Fettsäuren. Sie oxidieren bei höheren Temperaturen und der Anwesenheit von Sauerstoff, und es entstehen schädliche Peroxide und Hydroperoxide. Betroffen davon sind insbesondere Distel-, Sonnenblumen, Soja-, Walnuß- oder Kürbiskernöl.

Verbrauchertip: Im Reformhaus und Naturkostladen gibt es heute spezielle Öle für die »heiße Küche«. Sie basieren beispielsweise auf Neuzüchtungen von Sonnenblumen, deren Kerne einen hohen Anteil an einfach ungesättigten Fettsäuren aufweisen und deshalb relativ stabil sind (näheres unter dem Stichwort »Sonnenblumenöl« im Lexikon der heilenden Öle).

Für den Verbraucher gelten folgende Faustregeln:

▶ *Temperatur*: Sie sollte nach Möglichkeit 180 °C nicht überschreiten, eher noch darunter bleiben.
▶ *Erhitzungszeit*: Einige Minuten sind relativ unbedenklich (z. B. für Pfannengerichte). Alles was länger dauert, produziert bereits die gefährlichen Peroxide geradezu auf Halde. Richtig kritisch wird es ab einer halben Stunde.
▶ *Schadensbegrenzung*: Dazu sollte man die verwendeten Gerätschaften beim Backen und Braten gründlich abdecken. Dies verringert den Zutritt von Luftsauerstoff und macht Erhitzungszeiten von bis zu einer Stunde akzeptabel, wenn auch nicht wünschenswert. Außerdem: Je höher der Vitamin-E-Gehalt des Öls, desto widerstandsfähiger erweist es sich gegenüber dem Verderb durch Flamme und Hitze. Vitamin E schützt auch hier, wie in den Zellmembranen des Körpers, die ungesättigten Fettsäuren vor Oxidation.

II.

Lexikon der heilenden Öle

Von Aprikosenkernöl bis Weizenkeimöl

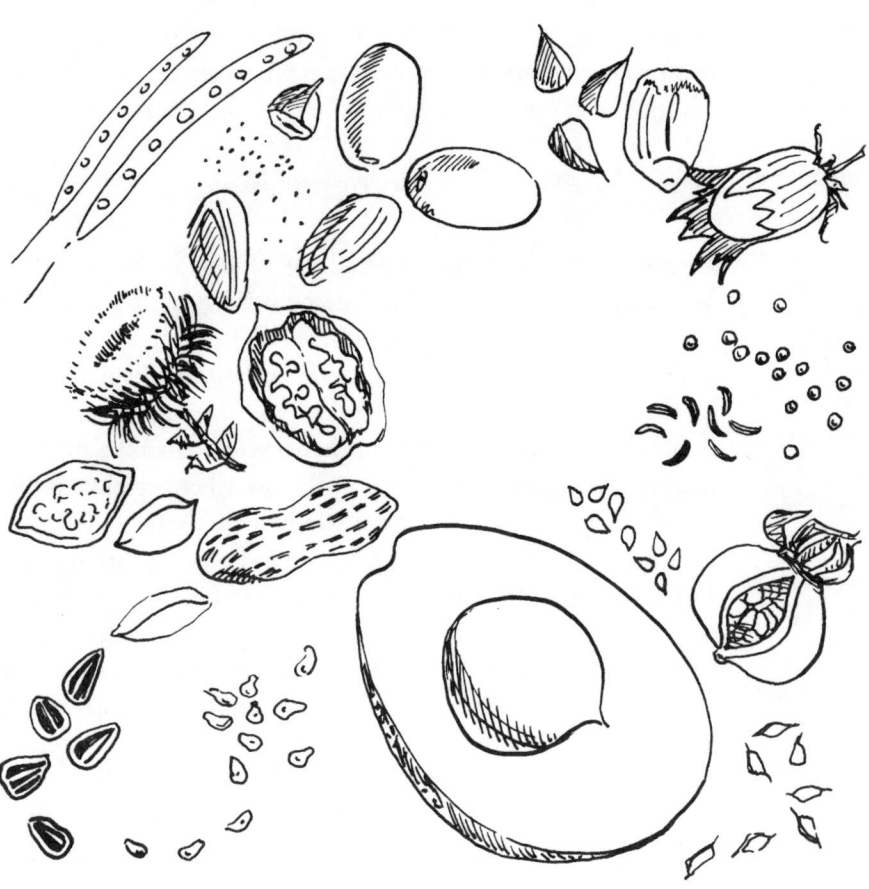

Aprikosenkernöl

Der Aprikosenbaum (Prunus armeniaca) gilt in seiner Heimat als heilig. Es ist überliefert, daß schon der Politiker und Weisheitslehrer Konfuzius (551 bis 479 v.Chr., Schöpfer des I Ging = »Buch der Wandlungen«) in dessen Schatten meditiert hat.

Ein relativ unbeständiges Öl mit Eigenschaften, die jenen des Mandelöls vergleichbar sind. Heute wird das Gewächs vornehmlich rund um das Mittelmeer angebaut. Das aus den Kernen extrahierte Öl fettet nur wenig und ist für pflegende Anwendungen gut geeignet, besonders bei trockener Haut. Aprikosen sind eine unter gesundheitlichen Aspekten ganz gewiß hochinteressante Fruchtart: Schrieb man doch die früher geradezu legendäre Langlebigkeit des Himalaja-Völkchens der Hunza und dessen phantastische körperliche Konstitution u. a. dem reichlichen Verzehr dieses Obstes zu.

Avocadoöl

Der Name der Avocado entstammt dem Aztekischen und bedeutet soviel wie »Butter des Urwaldes«, deutet also auf den ungewöhnlich hohen Fettgehalt des tropischen Gewächses hin (17-30 Prozent, vorwiegend hochungesättigte Fettsäuren).

Gewonnen wird es aus der »Lieblingsfrucht der Inkas«. Avocados gedeihen auf Lorbeer-Baumarten und werden erst seit etwa 100 Jahren systematisch kultiviert und gezüchtet. Die Früchte selbst sind äußerst wertvoll und nahrhaft. Sie enthalten beispielsweise auch etwa drei Prozent hochwertiges Eiweiß und mehrere Mineralstoffe (besonders viel Kalium), Spurenelemente, B-Vitamine und Antioxidantien wie Carotinoide, Vitamin E sowie Fettbegleitstoffe wie das Lecithin. Bemerkenswert ist der relativ hohe Biotin-Gehalt (Verbesserung der Hautstruktur, des Teints, von Fingernägeln und Haaren). Das Öl eignet sich also auch gut dazu, die Haut von außen optimal zu ernähren – vorausgesetzt, die natürlicherweise enthaltenen Inhaltsstoffe werden durch die Art der Erzeugung nicht zu sehr verändert und vermindert. Schon seit langem findet daher das Öl aus dieser tropischen Frucht weltweit zunehmend in zahlreichen kosmetischen Produkten Verwendung. Verantwortlich für die günstigen Eigenschaften ist auch der enorm hohe Gehalt an sogenannten »unverseifbaren Substanzen«. Sie machen die Haut weich und verbessern ihre Fähigkeit, Wasser zu binden. Gerade letzteres ist sehr wichtig, damit sie jung und geschmeidig bleibt. Außerdem werden die kollagenen Stützstrukturen des Bindegewebes – auch diese sind von zentraler Bedeutung im Hinblick auf die Hautalterung – vorteilhaft beeinflußt. Manche Experten schreiben dem Faktor »Unverseifbares« sogar die Eigenschaften zu, gegen Altersflecken zu wirken, und zwar nicht nur im Sinne einer Vorbeugung, sondern auch der Besserung und Rückbildung. Avocadoöl eignet sich ganz vorzüglich als Trägeröl für vielfältige pflegende sowie therapeutische Salben- und Massageöl-Anwendungen.

Verbrauchertip

Hochwertiges, kaltgepreßtes Avocadoöl entstammt nicht etwa dem ebenfalls fettreichen Fruchtfleisch, sondern dem massigen Kern. Heißgepreßtes und raffiniertes Öl – wie üblicherweise in der Kosmetikindustrie verwendet – wird aus der ganzen Frucht gewonnen.

Baumwollsaatöl

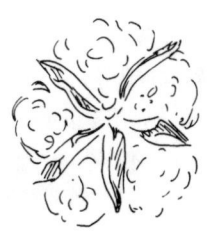

Baumwolle liefert nicht nur Fasern für die Textilindustrie. Die Samen des Malvengewächses sind auch hochwertige Fettspender, und das daraus gepreßte Öl zeichnet sich durch einen hohen Gehalt an ungesättigten Fettsäuren (75 Prozent) und insbesondere an Linolsäure sowie Lecithin (1,3–2,7 Prozent) aus. Im Welthandel und bei der Margarineproduktion spielt es eine bedeutende Rolle; nicht so allerdings für die Gesundheitsküche, da naturbelassenes Baumwoll-Saatöl bislang kaum erhältlich ist.

Bei der Baumwollernte – sie gilt hauptsächlich den wertvollen Fasern – fallen große Mengen der Samen an, die zum »Cotton-Oil« weiterverarbeitet werden, wobei man allerdings so gut wie vollständig auf die Raffination setzt.

Borretschöl

In der Erfahrungsmedizin wird die Heil- und Gewürzpflanze Borretsch (*Borago officinalis*) als Abkochung des Krauts lange schon für äußerliche Anwendungen bei Hautproblemen empfohlen, dies vor allem wegen der in den Blättern reichlich vorkommenden Gerbstoffe. Vor einigen Jahren nun machte man eine erstaunliche Entdeckung: die Samen der Pflanze enthalten *Gamma-Linolensäure* (GLS) in absolut ungewöhnlich hoher Konzentration. Für einige

Mit einem Anteil von bis zu 25 Prozent an der Fettsäure GLS übertrifft Borretschöl sogar den Gehalt der Nachtkerze um ein Mehrfaches. Allerdings soll dieses Öl nach amerikanischen und schottischen Studien biologisch weniger aktiv sein.

Patientengruppen (Neurodermitiker, »Ekzem-Kinder«) ist dieser Stoff von großer Bedeutung. Da Gamma-Linolensäure bei vielen hormonellen Steuerungen im menschlichen Körper eine wichtige Rolle spielt, setzt man Borretschöl inzwischen auch bei der Behandlung von Menstruationsbeschwerden (Prämenstruelles Syndrom, PMS) ein, besonders erfolgreich bei damit zusammenhängenden Verstimmungszuständen. Es handelt sich also um ein typisch »therapeutisches« Öl. Verabreicht wird es meist in gut zu dosierender, standardisierter Kapselform (Apotheke). Erhältlich ist aber auch das offene Öl. Wenn man dieses vorzieht, sollte man sich jeweils nur kleine Mengen von etwa 30–50 ml zulegen, um immer relativ frische Ware zu verwenden. Denn jedes Öl altert mit der Lagerung allmählich und verliert daher an Wert. Überdies kosten auch solch kleine Mengen schon jeweils um die 20 DM.

Verbrauchertip

Borretsch enthält auch gesundheitlich weniger erwünschte Substanzen, so z. B. die Erulasäure. Diese fördert die Speicherung von Fett im menschlichen Körper. In kleinen Mengen verwendet, z. B. tropfenweise zum Salat oder im Milligrammbereich wie bei Kapseln sowie bei den beschriebenen äußerlichen Anwendungen, kommen diese Nachteile aber sicher nicht zum Tragen.

Bucheckernöl

Die Eckern stammen aus Wildsammlungen und sind handverlesen. Das Öl ist von mildem Geschmack und wäre eine wirkliche Bereicherung für die Feinschmecker-Frischkostküche.

Eine wirklich rare Spezialität unter den fetten Ölen, schonend gepreßt aus den charakteristisch geformten, kleinen Samen der Buche. Für die Ernährung hat das Öl heute praktisch keine Bedeutung mehr, es kann jedoch für einzelne medizinische Anwendungen (z. B. in der sanften Rheumatherapie) genutzt werden. Es weist ein sehr ausgewogenes, vorteilhaftes Fettsäuren-Profil auf (wenig gesättigte Fette, ungefähr 50 Prozent Ölsäure und 35 Prozent Linolsäure). Solche Besonderheiten unter den therapeutischen Ölen sind nicht »uniform« im Geschmack, sondern unterscheiden sich von Ernte zu Ernte sowie abhängig vom Standort der gefunden Ölsaaten (vergleichbar den unterschiedlichen Jahrgängen beim Wein). Kleine, ökologisch orientierte Ölmühlen stellen diese Kostbarkeit gelegentlich noch her (z. B. Ölmühle Solling, siehe Adreßanhang).

Feinschmeckern sei das Bucheckernöl besonders für Salate, Wild- und Pilzgerichte empfohlen.

Calophyllumöl

Ein hochinteressantes, spezifisch medizinisch genutztes Pflanzenöl, das allerdings bei uns bislang kaum bekannt ist. In die Volksheilkunde eingeführt wurde es durch die französische Aromatherapie, obwohl es sich dabei um ein fettes und kein ätherisches Öl handelt. Man gewinnt es durch Pressen aus den Früchten eines tropischen Baumes (*Calophyllum inophyllum*), der im pazifischen Raum gedeiht. Das Öl stimuliert bei äußerlicher Anwendung Ausscheidungs- und Entschlackungsvorgänge im Körper. Es gilt als immunmodulierend und wird vor allem bei eitrigen Hauterkrankungen empfohlen.

Distelöl

Ein Öl der Superlative, jedenfalls was die Linolsäure und ganz allgemein die mehrfach ungesättigten Fettsäuren angeht. Kein anderes Speiseöl enthält mehr davon. Es entstammt dem Samen der Saflorpflanze (*Carthamus tinctorius L.*), früher auch falscher Safran oder »Färberdistel« genannt, weil die gelb-roten Blüten zur Herstellung der Farbstoffe Saflorgelb sowie Spanischrot dienten. Zu diesem Zweck wurde die Pflanze im 17. und 18. Jahrhundert auch bei uns in größerem Umfang angebaut.

Ursprünglich stammt das Distelöl wohl aus dem Orient (Ägypten).

Botanik

Die krautige Saflorpflanze wird mehr als einen Meter hoch, sie gehört zur Familie der Korbblütler. Ihre Samen sind von Schalen umschlossen und ähneln jenen der Sonnenblume (ebenfalls ein Korbblütler), sind jedoch sehr viel größer. Der Fettanteil ist hoch (60

Küchentip:
Kaltgepreßtes Distelöl hat kein ganz so markantes, prägendes Eigenaroma wie etwa natives Sonnenblumenöl. Dies kann für viele Gerichte und empfindliche Geschmäcker von Vorteil sein. Geschätzt wird das Öl vor allem für Salate, aber auch Gemüse-Zubereitungen, zum Kochen und Kurzbraten.

Vorsicht: Bei der Mehrzahl der Angebote an Distelöl handelt es sich auch im alternativen Bereich vielfach noch um zumindest teilraffinierte Ware. Deshalb aufmerksam das Etikett studieren!

Prozent), die Ausbeute bei der Kaltpressung jedoch relativ bescheiden (27 Prozent). Heute wird die Saflorpflanze vor allem in den USA (Kalifornien), Australien, Vorderasien und Rußland kultiviert.

Es gibt Untersuchungen, die zeigen, daß Distelöl den Cholesterinspiegel (vor allem die ungünstige *Lipoprotein-Varianten*) und damit das Herzinfarktrisiko senken kann. Ernährungsexperten empfehlen es deshalb zur Begleitbehandlung von Fettstoffwechselstörungen. Allerdings muß gerade wegen des hohen Gehaltes an *mehrfach ungesättigten Fettsäuren* beim regelmäßigen Verzehr von Distelöl immer auf eine ausreichende – zusätzliche – Zufuhr von Vitamin E geachtet werden, auch wenn das Öl selbst beachtliche Gehalte an dem Schutzvitamin aufweist (75 mg pro 100 g). Sonst besteht die Gefahr, daß sich im Körper übermäßig viele freie Radikale bilden, was zu Schäden vor allem an Zellmembranen und zur Oxidierung von Cholesterin (Arteriosklerose!) führt.

Verbrauchertip

Lange Zeit gab es kein wirklich »kalt«-gepreßtes Distelöl. Aus geschmacklichen Gründen wurde nämlich auch schonend gewonnenes Öl anschließend mit heißem Wasserdampf behandelt. Dies hat sich inzwischen geändert. Sowohl im Reformhaus (Vitaquell) wie im Bioladen sind native, nicht-raffinierte Distelöle erhältlich, und zwar jeweils aus biologisch-kontrolliertem Anbau. Dies gilt sogar für manche Lebensmittelketten (z. B. Tengelmann). Solche kaltgepreßten Sorten entfalten allerdings ein (manchem zu) strenges Eigenaroma. Ein besonders wertschonend hergestelltes »natives« Distelöl, gepreßt bei nur 34 °C, bietet der Naturwaren-Hersteller NATURATA an.

Erdnußöl

Die Heimat der Erdnuß (*Arachis hypogaea*) ist Südamerika, große Anbaugebiete gibt es aber inzwischen auch im Norden des Doppelkontinents sowie in Indien und Afrika. Die unterirdisch reifende Hülsenfrucht hat einen Fettgehalt von bis zu 50 Prozent und liefert ein relativ beständiges, nicht zur Oxidation neigendes Öl. Es enthält viele Fettbegleitstoffe und besondere Säuren, die bei niedrigen Temperaturen (unter 13 °C) eine gallertartige Konsistenz bewirken.

Küchentip

Der Vorzug des Erdnußöls besteht vor allem darin, daß es relativ hitzebeständig ist und deshalb zum Braten, Backen und Fritieren verwendet werden kann. Es eignet sich geschmacklich aber auch gut für Rohkost. Besonders beliebt ist es in der fernöstlichen Küche. Kaltgepreßtes, unraffiniertes Erdnußöl gibt es im Reformhaus.

Fischöl

Ein wirklicher »Ausreißer« in der Liste heilsamer Öle. Ansonsten haben wir es fast ausschließlich mit rein pflanzlichen Hervorbringungen zu tun, hier jedoch mit einem tierischen Erzeugnis, das im Zusammenhang mit der sogenannten »Eskimo-Diät« von manchen Wissenschaftlern hochgelobt wird. Worum geht es dabei konkret? Im Mittelpunkt stehen die *Omega-3-Fettsäuren*. Sie kommen besonders reichlich in den Geweben von Fischen (Lachs, Sardinen, Hering u. a.) vor, und zwar in diesem Falle als EPA (*Eicosapenataensäure*) und DHA (*Docosohexaensäure*). Solchen speziellen Fettsäuren schreibt man seit längerem eine ausgeprägte Schutzwirkung auf Herz und Gefäße zu. Sie verbessern die Fließeigenschaften des Blutes, machen es dünner, weniger zähflüssig. Außerdem verhindern sie gefährliche Staus in den Arterien etwa durch Verzögerung der Blutgerinnung. Hinzu treten entzündungshemmende Eigenschaften (diese schützen die Gefäße vor Degeneration) und regulierende Einflüsse auf den Blutfettspiegel (Verminderung der Triglyceride).

Empfehlung der DGE: zwei bis drei Fischmahlzeiten pro Woche auf den Speiseplan setzen. Im Handel werden darüber hinaus seit vielen Jahren Fischölpräparate mit standardisiertem Gehalt an Omega-3-Fettsäuren angeboten.

Verbrauchertip

Die Pflanzenöl-Apotheke weiß hier ebenfalls Rat. Der gesundheitsbewußte Konsument muß sich nicht unbedingt auf das verlassen, was den Eskimos im fernen arktischen Eismeer guttun mag. Denn

Omega-3-Fettsäuren sind auch in pflanzlichen Speiseölen enthalten, und zwar in Form der sogenannten *Alpha-Linolensäure*. Es ist richtig, daß diese Fettsäure im menschlichen Organismus nicht ganz so effektiv verwertet wird wie das Öl aus dem Fisch. Aber wir brauchen davon auch tatsächlich nur ganz wenig, um Herz und Gefäße wirksam zu schützen. Und es gibt ganz hervorragende, leicht verfügbare und doch ergiebige Quellen dafür. Aufzuspüren sind sie vor allem in Lein- und Hanföl. Sie finden sich aber auch in Raps-, Soja-, Weizenkeim- und Walnußöl.

Hagebuttenkernöl

Bei der Wundbehandlung mit Hagebuttenkernöl kommt es beispielsweise seltener zu Komplikationen sowie zu deutlich weniger ausgeprägten, unschönen Narbenbildungen.

Auch »Wildrosenöl« genannt. Man gewinnt es aus den Kernen der Früchte der Wildrose (*Rosa Mosqueta*). Dabei handelt es sich um ein fettes Öl, das sich auch in der Aromatherapie als Trägeröl zunehmender Beliebtheit erfreut. Die Hagebutte selbst, also die Frucht, ist eine hochinteressante Quelle für *sekundäre Pflanzenstoffe* und einer der ergiebigsten Vitamin-C-Spender überhaupt. Das Kernöl zeichnet sich durch einen hohen Anteil an mehrfach ungesättigten Fettsäuren und vielen Begleitstoffen aus. Nicht von ungefähr schreibt man dieser Spezialität unter den heilkräftigen Ölen deshalb besondere regenerierende, erneuernde Einflüsse auf die Haut zu. Durch die enthaltenen Wirkstoffe werden die Zellmembranen stabilisiert.

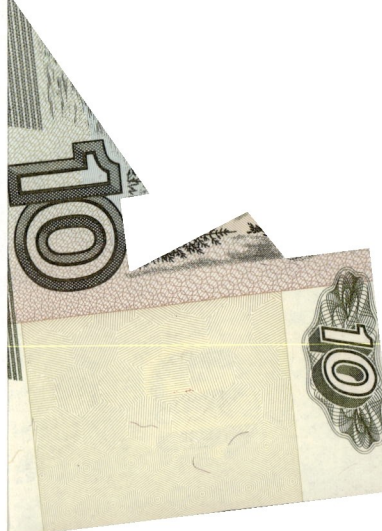

Hanföl

Inzwischen wurde der Hanfanbau unter bestimmten Auflagen legalisiert. Die bei uns wieder kultivierten Hanfsorten sind äußerst arm am berauschenden Stoff.

Hanföl gehört ebenso wie Raps zu den, paradox gesprochen, »uralten« Newcomern in der Küche. Zwischendurch war die Pflanze bei uns zumindest offiziell aus dem Rennen, und zwar allein wegen ihres berauschenden Inhaltsstoffes THC (*Delta-9-Tetrahydrocannabinol*). Hanf selbst zählt zu den traditionsreichsten Heilkräutern überhaupt. Die systematische Nutzung dieser Pflanze läßt sich fast 5000 Jahre zurückverfolgen. Überlieferungen aus China beispielsweise bezeugen, daß man sich dort vom Verzehr des Samens und des Öls ein langes Leben und eine stabile Gesundheit versprach. Hinzu kamen ausgesprochen medizinische Anwendungen (bei Verdauungsstörungen, Darmträgheit, Durchfall, Menstruationsbeschwerden u. ä.). Interessant sind heute sicherlich auch ganz spezielle Rezepte wie etwa die Anwendung des Öles gegen Haarausfall. Auch im altindischen Ayurveda taucht Hanf als Heilpflanze auf, und zwar unter dem bezeichnenden Namen »*Vijaya*« (Sieger). Dies läßt auf seine besondere »Kraft im Überwinden der Krankheitsdämonen« schließen. Entsprechende Heilanwendungen bezogen sich vor allem auf das Bemühen, den Körper, die Lebenskräfte zu verjüngen oder jung zu erhalten sowie die Liebesfähigkeit zu fördern.

In Europa hat Hanf ebenfalls eine lange Wirkungsgeschichte hinter sich und war schon den Ärzten des Altertums bekannt (Griechenland, Rom). Geschätzt wurde er offenbar vor allem wegen seiner beruhigenden, regulierenden Wirkung auf den Darm. Seit Karl dem Großen (768-814 n.Chr.), einem ambitionierten Förderer der Heilpflanzen, breitete sich der Hanfanbau überall in Mittel-Ost-Europa und bis nach Norwegen aus. Bei Hildegard von Bingen (1098-1179 n.Chr.) findet sich ein Hinweis auf Hanf (Schmerzlinderung), und schon vor 400 Jahren hat die Heilpflanze Eingang in fast alle Kräuterbücher gefunden.

Welches sind nun aber die besonderen Gaben der Pflanze, die sie für unsere Gesundheit so wertvoll machen? Einmal ist der Samen selbst ein wertvoller Wirkstoffspender (B-Vitamine, Mineralstoffe, Spurenelemente). Zum anderen ist es das Öl, also die besondere Verteilung der verschiedenen fetten und mit dem Fett verschwisterten Inhaltsstoffe, die Hanf für die Gesundheitsküche und Naturapotheke geradezu prädestinieren. Bemerkenswert ist der hohe Gehalt (bis zu 70 Prozent) an essentiellen, also zufuhrnotwendigen, *mehrfach ungesättigten Fettsäuren* (zum Vergleich: Sonnenblumenöl enthält etwa 64 Prozent). Zudem enthält Hanföl auch bedeutende Anteile an *Alpha-Linolensäure* (bis zu 25 Prozent), einem gesundheitlich wertvollen, aber bei höheren Pflanzen selten vorkommenden Inhaltsstoff. Wichtig ist schließlich auch der relativ hohe Anteil an

Der kurze geschichtliche Rückblick wirft ein Schlaglicht auf die Bedeutung der zwischenzeitlich vergessenen oder verpönten Arzneipflanze. Hanf repräsentiert die alte Einheit besonders heilsamer Gewächse: jene von Nahrungsmittel und Medikament.

Hanföl wirkt zudem krampflösend und schmerzlindernd und gilt inzwischen in der Fachwelt als besonders »haut- und haarfreundlich«.

Gamma-Linolensäure (bis zu 4 Prozent; eine vom ÖKO-TEST-Magazin im Jahr 1995 veranlaßte Untersuchung ergab allerdings nur einen Wert von 1,3 Prozent). Dieser Umstand dürfte besonders Neurodermitis-Patienten interessieren, denn diese Fettsäure ist in den üblichen Ölsaaten kaum vertreten (außer in der Nachtkerze und im Borretsch), wird aber für die Steuerung vielfältiger Körperabläufe benötigt.

Verbrauchertip

Hanföl gibt es in Apotheken, und zwar kaltgepreßt und aus biologisch-kontrolliertem Anbau (G.U.T. GmbH, Harmsdorf). Derartiges Öl ist alles andere als billig (knapp 30 DM pro Viertelliter) und daher als Speiseöl ungeeignet. Etwas günstiger erhält man es im Naturkostladen oder beim direkten Bezug im Versandhandel (Zehlendorfer Ölmühle, Berlin). Kaufen Sie deshalb kleinere Mengen, und geben Sie davon immer einige Tropfen oder einen TL zu Frischkostgerichten (nicht zusätzlich, sondern anderes Öl ersetzend!) oder kosmetisch-pflegerisch-volksmedizinischen Anwendungen (Salben, selbstbereiteten Pflegeölen, Bädern, Wickeln u. ä.).

Haselnußöl

Der Haselnußstrauch (*Corylus avellana*) ist in unseren Breiten schon seit der Jungsteinzeit heimisch. Seine Samen wurden wegen ihres erheblichen Energiegehalts stets in großem Umfang für die Ernährung genutzt. Mit der Zeit züchtete man daraus eine ganze Reihe von verschiedenen Sorten, so daß sich die Früchte – wie sie heute hauptsächlich in Kleinasien (Türkei), Süd- und Mitteleuropa angebaut werden – in Form und Aroma mitunter deutlich unterscheiden.

Haselnußkerne weisen einen sehr hohen Ölgehalt auf (bis zu 65 Prozent), wobei die *Ölsäure* (einfach ungesättigte Fettsäure) den Ton angibt. Darin enthalten sind darüber hinaus insbesondere B-Vitamine, zahlreiche Spurenelemente und Enzyme. Das aus den Samen gewonnene Öl ist hellgelb, dabei jedoch relativ klar und geschmacklich angenehm unaufdringlich. Dies macht das Öl auch als »kernige« Alternative interessant, falls gegen stark aromatische Öle Aversionen bestehen. Haselnußöl erweist sich als vorzügliches Trägeröl für hautpflegende und therapeutische Anwendungen (in diesem Falle allerdings unbedingt mit Vitamin E stabilisieren).

Küchentip

Das Öl ist eine wertvolle Beigabe zu Frischkostgerichten, z. B. Feinschmecker-Salaten, besonders mit Obst. Allerdings: In aller Regel werden die Kerne zur geschmacklichen Verbesserung vor dem Auspressen leicht angeröstet. Deshalb unser Einkaufstip: Im Reformhaus gibt es »echtes« kaltgepreßtes, natives Haselnußöl. Immer nur kleine Mengen davon kaufen, da das Öl trotz eines geringen Anteils an hoch ungesättigten Fettsäuren relativ schnell verdirbt.

Haselnußöl eignet sich auch bestens für Süßspeisen, z. B. Crêpes.

Johannisbeeröl

Schwarze Johannisbeeren (*Ribes nigrum L.*) werden bei uns schon seit vielen Jahrhunderten in der Ernährung und Naturheilkunde geschätzt. Dies gilt in erster Linie für die Früchte. Aber auch die Blätter dienen als Grundlage für entzündungsfeindliche Mittel, beispielsweise im Hinblick auf Harnwegsinfekt und Erkältungen. Weniger bekannt dürfte die Verwendung des Öls sein. Therapeutisch interessant ist es vor allem wegen seines beträchtlichen Gehaltes an *Gamma-Linolensäure* (GLS). Entsprechende Präparate sind im Reformhaus erhältlich.

Jojobaöl

Das Jojobaöl stammt aus den Samenkernen der amerikanischen Wüstenpflanze *Simmondsia chinensis* – auch hier haben wir es also mit einem Erbe der Indianermedizin zu tun. Noch heute werden die Samen von den Apachen gesammelt und verkauft. Beim Jojobaöl handelt sich eigentlich um ein flüssiges Wachs (es weist längere

Kohlenstoffketten auf als die Öle), das innerhalb der Öl-Naturapotheke zu einem geradezu unverzichtbaren Requisit geworden ist. Dies allerdings nicht in erster Linie wegen der darin verborgenen überwältigenden therapeutischen Möglichkeiten, sondern aus mehr praktischen Gründen. Dabei entfaltet es immerhin auch eine biologische Antifaltenwirkung und schützt auf natürliche Weise vor zu intensiver Sonnenbestrahlung (Lichtschutzfaktor 4). Es enthält schließlich noch eine Reihe von Hautschutzvitaminen.

Seine wachsende Wertschätzung verdankt das Jojobaöl übrigens der Kampagne der Tierschützer gegen die Ausrottung der Wale. Das Öl aus der ungewöhnlichen, schon von den eingeborenen Völkern des Kontinents ausgiebig genutzten Pflanze ersetzt in der Kosmetikindustrie weitgehend das sogenannte Walrat, eine Art Tran, der aus dem Kopf des Pottwals gewonnen wird und viele Jahrhunderte lang als Bestandteil von Pflege- und Schönheitsmitteln hochgeschätzt wurde (siehe weiter unten).

Mit Jojobaöl steht ein ideales Trägeröl als Grundlage für Massageöle und Salbenanwendungen zur Verfügung, das überdies ganz ohne konservierende Zusätze auskommt.

Verbrauchertip

Jojobaöl ist einerseits sehr lange haltbar, wird also kaum ranzig. Andererseits läßt es sich bestens mit anderen Ölen mischen, ist hautfreundlich und erweist sich für jeden Hauttyp als gut verträglich.

Jojobaöl eignet sich leider nicht zur innerlichen Anwendung. »Leider« deshalb, weil es zwei ganz erstaunliche Eigenschaften aufweist: Man kann es auf bis zu 300 °C erhitzen, ohne daß allzu viele gefährliche Verbrennungsrückstände entstehen. Vor allem wäre es eine Hilfe beim ewigen Kampf gegen die leidigen, überflüssigen Pfunde. Man könnte es nämlich folgenlos verzehren, da es vom Körper unverdaut wieder ausgeschieden wird.

Wenn im Jojobaöl weniger mehrfach ungesättigte Fettsäuren vorkommen, nimmt es eine honigartige, etwas festere, zähflüssigere Konsistenz an.

Kokosfett

Eine absolute Kuriosität unter den pflanzlichen Angeboten, enthält es doch fast nur *gesättigte Fettsäuren*. Daher ist es auch besonders stabil und findet für heiße Zubereitungen (Braten, Fritieren) in der Küche Verwendung. Gewonnen wird es in der Regel aus dem getrockneten Kokosfleisch (»*Kopra*«). Die dabei angewandten Verfahren (Raffination) sind sehr aufwendig und entziehen dem Naturprodukt einen Großteil der ursprünglich enthaltenen, wertvollen Begleitstoffe. Auch nicht-raffiniertes Kokosfett aus dem Reformhaus und Bioladen muß bei hohen Temperaturen (220 °C) entsäuert und von störenden Geruchsstoffen befreit werden.

Kürbiskernöl

Ein wirkliches Juwel unter den volksmedizinisch genutzten Ölen, vornehmlich im Hinblick auf die innere Verwendung. Hervorstechende Eigenschaften dieses Öls sind seine intensive grüne Farbe und sein kräftiges, nussiges Aroma. Sein gesundheitlicher Wert erschließt sich erst bei näherem Hinsehen.

Kürbiskerne eignen sich auch als energiespendende Zwischenmahlzeit (»Studentenfutter«).

Botanik

Der Riesen- oder Speisekürbis (*Cucurbita maxima* und *Cucurbita stilbo*) stammt aus Mittelamerika und kam erst durch die spanischen Eroberer zu uns. Seine Kerne sind dunkelgrün. Zur Ölgewinnung hat man Kürbissorten mit wenig Fruchtfleisch und reicher Kernausbeute gezüchtet. Diese werden heute vornehmlich in Ungarn (dem größten Erzeuger) und anderen südosteuropäischen Ländern sowie in Österreich angebaut. Kürbiskernöl gibt es in verschiedenen Sorten. Unter ihnen ist sicherlich die steirische am bekanntesten (»*Steirisches Bauernkernöl*«), gewonnen durch hydraulische Pressung aus den kräftigen, dunklen, schalenlosen Samen, die allerdings vorher kurz geröstet werden. Dadurch wird sowohl die Ausbeute (Ertrag) an Öl erhöht als auch das Aroma verfeinert.

Nach dem Rösten werden die Kerne, noch warm, gemahlen und gleich weiterverarbeitet. Das Öl kommt in Tanks, wo sich die reichlich enthaltenen Schwebstoffe von allein absetzen. Eine zusätzliche Raffination erfolgt – jedenfalls bei den kaltgepreßten Produkten – nicht. Zu den besonderen Qualitätsmerkmalen von »*Steirischem Kürbiskernöl*« – die Bezeichnung ist EU-marktrechtlich geschützt – gehören außer der geographisch korrekten Herkunft auch die Faktoren erste Pressung und Freiheit von allen Chemiezusätzen. Medizinisch nutzbare Stoffe finden sich darin in großer Zahl. Bekannt sind die günstigen Wirkungen dieses Öls auf die Prostata (Vorsteherdrüse) aber auch ganz allgemein auf die Gesundheit und Funktionsfähigkeit der Harnwege (Nieren-Blasen-Bereich). Geschmack und Farbe deuten auf zwei heute wieder begehrte Merkmale hin: Reichtum an Begleitstoffen und hoher Gehalt an gesundheitswirksamen Substanzen wie Chlorophyll.

Kürbiskernöl besticht durch einen hohen Vitamin-E- und Zinkgehalt und weist zudem viele weitere vom Verbraucher geschätzte Eigenschaften auf.

Küchentip

Zutaten:
▶ Kürbiskernöl
▶ Weißweinessig
▶ Salz, Prise Zucker

Original Steirisches Salatdressing: Dazu nimmt man Kürbiskernöl und Weißweinessig im Verhältnis 1 : 2 und gibt noch Wasser hinzu. Dies erst einmal gut vermischen und mit etwas Salz und einer Prise Zucker abschmecken. Geeignet für alle Salate sowie für viele Gemüse- und Fleischgerichte.

Leinöl

»Lein besiegt Weh und Pein« – so lautet eine alte Redewendung. Und wie in so manchem alten Wort steckt auch hierin viel Weisheit.

Leinöl, so ist stark zu vermuten, wird im Zuge der Wiederentdeckung vieler alter, volksmedizinischer Anwendungen eine neue Blüte erleben. Dafür bürgen die zahlreichen, im Samen der Pflanze (*Linum usitatissimum* – auch als Flachs bekannt) enthaltenen Vorzüge und Qualitäten. Durch die einzigartige Komposition seiner Inhaltsstoffe kann Leinöl bei kleineren Unpäßlichkeiten helfen (z. B.

Verdauungsstörungen, Stuhlverstopfung), verspricht aber auch bei schweren chronischen Krankheitsbildern wie Krebs natürliche Hilfe.

In der ehemaligen DDR, genauer gesagt in Thüringen, gab es eine Leinöl-Spezialität, die an diese lange volksmedizinische Tradition anknüpfte: *Pur-Lin* nannte sie sich, und gemeint war damit ein kaltgepreßtes Leinöl, das noch heute in der Erfurter Ölmühle (Werner Fischer GmbH) nach alter Tradition für das Reformhaus produziert wird. Von diesem wundersamen und heilkräftigen, mild abführenden Saft aus dem Samen einer uralten Kulturpflanze gibt es die erstaunlichsten Anwenderberichte. Sie sprechen beispielsweise von Heilungen bei Magengeschwüren, Ekzembeseitigung, Asthmalinderung, Genesung von Leberleiden u.ä. Aus der naturärztlichen Praxis sind solche Effekte im Zusammenhang mit Asthma- und Bronchialleiden durchaus bekannt; dies gilt auch für die Anwendung im Falle von Koliken, Leberbeschwerden und Gallensteinen.

Woraus resultiert dieses wahrlich umfassende Spektrum an heilsamen Effekten? Die Erklärung dafür sieht man dem Öl an: Es ist von kräftiger, gelber Farbe, dickflüssig und reich an verschiedensten Fettbegleitstoffen, so z.B. Schleimstoffen und Phosphatiden (*Lecithin*). Der Samen enthält enorme Anteile an mehrfach ungesättigten Fettsäuren. Geradezu phänomenal ist sein Gehalt an *Alpha-Linolensäure*. Diese zählt zu den *Omega-3-Fettsäuren*, die vor einiger Zeit im Zusammenhang mit der »Eskimo-Fischöl-Diät« als Herzschutzfaktoren zu medizinischen Ehren gekommen sind. Man braucht also nicht unbedingt auf Lachsöl-Kapseln oder Meerestier-Speisen zurückzugreifen (was sich für Vegetarier beispielsweise verbietet), um sich hier vollwertig und ausreichend zu versorgen.

Bemerkenswert ist überdies, daß der Leinsamen von der Forschung ganz überraschend als die bei weitem reichhaltigste Quelle für sogenannte *Lignane* ausgemacht wurde. Solchen *Phyto-Östrogenen* (= pflanzliche Hormone) schreibt man heute beispielsweise ausgeprägte Krebs-Schutzwirkungen zu. Leinsamen übertrifft darin sogar die in dieser Hinsicht besonders hochgelobten Sojaprodukte um das Vierhundertfache!

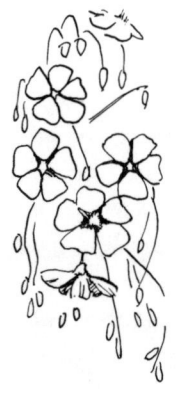

Linum usitatissimum

Küchentip

Probieren Sie zur Abwechslung einmal Salate mit Leinöl-Dressing. Eine besondere Spezialität sind Pellkartoffeln mit Leinöl. Leinöl selbst sollte nicht erhitzt werden. Wenn Sie es in der warmen Küche verwenden (z. B. zu Gemüsegerichten), dann erst nach dem Garen bzw. Dünsten und ganz kurz vor dem Anrichten zugeben.

Verbrauchertip

Heute wird oft vergessen, daß sich frisches Leinöl auch besonders gut für die Hautpflege eignet. In ländlichen Gegenden Italiens kennt man noch interessante alte Rezepturen.

Für die vielfältigen Anwendungen sollte man sich das Öl immer frisch aus Apotheke, Reformhaus oder Bioladen besorgen und nach Anbrechen des Behälters rasch aufbrauchen. Leinöl wird nämlich sehr schnell ranzig.

Der Samen enthält überdies, was hier nicht unerwähnt bleiben sollte, einen problematischen Stoff in ganz geringer Dosierung: Blausäure (in Form des *Glykosids Linamarin*). Diese wird jedoch, selbst wenn man die Samen geschrotet verzehrt, im Magen und Darm nicht frei. Beim Öl muß der Verbraucher erst recht keine Bedenken haben.

Macadamianußöl

Eine günstige Alternative bietet das Macadamianußöl auch im Hinblick auf den Geldbeutel. Obwohl momentan nur geringe Mengen davon umgesetzt werden, ist die exotische Kostbarkeit vergleichsweise günstig (spezielle Drogerien siehe Adreßanhang).

Die Macadamianuß (*Macadamia ternifolia*) ist bei uns noch sehr wenig bekannt. Ursprünglich war sie nur in Australien beheimatet, wird inzwischen aber auch in Teilen Afrikas angebaut.

Das daraus durch Pressung oder Raffination gewonnene Öl erfreut sich wachsender Beliebtheit, vor allem wegen der vielfältigen Anwendungsmöglichkeiten in der Küche.

Darüber hinaus könnte es künftig jedoch als wertvolle Alternative zur Hautpflege und bei dermatologischen Behandlungen Bedeutung gewinnen. Es eignet sich besonders für die sensible, empfindliche Haut (Gesicht, Ganzkörpermassagen) und beugt der Austrocknung sowie dem Flexibilitätsverlust und einem allmählichen Erlahmen der Erneuerungsfähigkeit vor. Mit seinen straffenden Wirkungen ist das Öl ein wertvolles Anti-Falten-Mittel.

Maiskeimöl

Die Maispflanze (*Zea mays*) wird seit mehr als 3000 Jahren gezielt landwirtschaftlich kultiviert und vom Menschen als Grundnahrungsmittel genutzt. Für die Ölgewinnung verwendet man den Keim des Samens mit seinem etwa 43prozentigen Fettgehalt. Das native, also naturbelassene Maiskeimöl gehört zu den bislang unterschätzten, vielseitigsten und hochwertigsten Speiseölen. Durch seine zahlreichen gesundheitswirksamen Inhaltskomponenten kann es auch gezielt therapeutisch genutzt werden, was bis heute jedoch relativ selten geschieht. Die Vorzüge: ein beträchtlicher Gehalt an *Vitamin E* (Schutzstoff für Zellmembranen, Antioxidans) sowie 1–2 Prozent *Lecithin*, die Gehirnnahrung schlechthin. Eine weitere Besonderheit des Maiskeimöls ist das darin enthaltene *Vitamin K* (»Blutgerinnungs-Vitamin«). Trotz eines hohen Anteils an *essentiellen Fettsäuren* (53-59 Prozent) ist es durch seinen *Tocopherol*-Gehalt gut lagerfähig.

Erst im Jahr 1520 kam die Maispflanze aus ihrer Heimat Mittelamerika nach Europa. Inzwischen gehört Mais – zusammen mit Weizen und Reis– zu den »großen Drei« des Welt-Getreidehandels.

Küchentip

Maiskeimöl verfügt über ein intensives Eigenaroma und eignet sich deshalb für alle, die »herzhafte« Geschmacksnoten schätzen. Das Öl ist gerade für warme Gerichte bestens geeignet, sollte dabei allerdings nicht zu hoch erhitzt werden, da es sonst schäumt.

Verbrauchertip

Kaltgepreßtes Maiskeimöl gibt es in Reformhäusern (Vitaquell) und Naturkostläden (Rapunzel, Naturata), allerdings bislang vorwiegend aus konventionellem, nicht biologisch-kontrolliertem Anbau.

Mandelöl

Im Mittelalter blühten auch bei uns die Mandelbäume (*Prunus amygdalus var. dulcis*) in üppiger Pracht und großer Zahl. Stattliche Anbaugebiete lagen z. B. am Oberrhein (Kaiserstuhl), in der Pfalz und im Odenwald. Die Heimat dieses reizvollen und ertragreichen

Baumes liegt allerdings im Herzen Asiens, in China. Heute wird unser Bedarf an Mandeln fast vollständig aus Übersee (Kalifornien) und dem Mittelmeerraum gedeckt. Zur Ölgewinnung verwendet man natürlich hauptsächlich die Süßmandel, für Spezialzwecke aber auch die ihr sehr nah verwandte, giftige Bittermandel (*var. amara*). Süßmandelöl – nur solches kommt hier in Frage – schmeckt sehr angenehm und entfaltet ein einnehmendes Aroma. Ähnlich wie beim Haselnußöl, dominieren auch beim Mandelöl die einfach ungesättigten Fettsäuren.

Erwähnenswert ist auch noch der beträchtliche Gehalt an Phosphaten und Lecithin (Nervennahrung). Das dunkelgelbe Preßerzeugnis galt den Dichtern deshalb als »Balsam« schlechthin, und tatsächlich weist das Öl ausgeprägte pflegende Wirkungen auf. Mandelöl bildet eine vorzügliche Grundlage für die Bereitung von hausgemachten (Haut-)Pflegemitteln, z.B. in Kombination mit Teebaum- oder Schwarzkümmelöl. Als »Trägeröl« ist es geradezu ideal. Salben oder Massageöle auf Mandelölbasis empfehlen sich für empfindliche Haut (auch Baby- und Kindermassage bzw. -Hautpflege). Willkommen ist in diesem Zusammenhang auch die relativ gute Beständigkeit des Öls. Innerlich angewandt kann es für Leberkranke, die Schwierigkeiten mit der Fettverdauung haben, zur Wohltat werden. Angefügt sei schließlich noch, daß ein in den USA bekanntes und vor Jahren heißumstrittenes Mittel der alternativen Krebstherapie aus der Bittermandel gewonnen wird, und zwar die Substanz *Amygdalin* (*Laetrile*).

Pfarrer Kneipp zählte das Mandelöl zu den wichtigsten therapeutischen Ölen überhaupt.

Verbrauchertip

Hochwertiges, unverfälschtes Mandelöl ist schwer erhältlich. Ein Insidertip hierzu ist Walz in Oberkirch. Dort steht bzw. dreht sich die einzige noch mit Wasserkraft betriebene Ölmühle Deutschlands – übrigens auch ein lohnendes Ausflugsziel und ein sehenswertes historisches Denkmal. Ansonsten wird Mandelöl oft mit Aprikosenkernöl (einem raffinierten Produkt) gestreckt. Bitte lesen Sie also auch in diesem Falle beim Kauf das Etikett sehr aufmerksam!

Küchentip

Nutzen Sie Mandelöl für Feinschmecker-Frischkostgerichte! Gering dosiert und sparsam als »Genußmittel« verwenden. Gegartem Gemüse kurz vor dem Servieren zugeben.

Mohnöl

Die Mohnpflanze (*Papaver somniferum L.*) ist nicht nur der Stoff, aus dem die berauschenden (Alp-)Träume der Opiumkonsumenten gemacht sind – die winzigen, dunklen oder weißen Samen werden auch seit Urzeiten ganz nüchtern für die Ernährung genutzt. Dies geschieht, wie Ausgrabungen belegen, seit der Bronze- und Jungsteinzeit. Heute wird Mohn vor allem in Asien (gemäßigte Zonen) und Osteuropa kultiviert.

Basis für das hellgelbe Öl sind sowohl der schwarze Mohn wie auch der helle Weißmohn. Bei ersterem öffnen sich die kugeligen Fruchtkapseln von allein und entlassen den bräunlich-dunklen Samen; bei letzterem bleiben die Kapseln auch nach der Reife noch einige Zeit geschlossen.

Mohnsamen weist eine ganze Reihe von Pluspunkten auf, so z. B. einen relativ hohen Eiweißgehalt. Das Öl ist hochwertig und erhält seinen besonderen Charakter auch durch viele enthaltene Fettbegleitstoffe. Mohn hat – ähnlich wie der Hanf – unverdientermaßen Akzeptanzprobleme, da aus den unreifen Samenkapseln und dem alkaloidreichen Milchsaft der Stengel Rauschmittel hergestellt werden können. Der reife Samen und das daraus gewonnene Öl sind jedoch völlig unverdächtig und unbelastet. Es wäre sowohl ein kulinarischer wie gesundheitlicher Gewinn, wenn sie in der Küche häufiger frisch zum Einsatz kämen.

Mohnöl bietet hier eine wunderbare Ergänzung, und in Reformhäusern sowie Naturkostläden gibt es davon hochwertige Qualitäten (kaltgepreßt, naturbelassen, z. T. aus biologischem Anbau).

Küchentip

Als Samen vor allem für Backwaren verwenden. Das Öl eignet sich auch für Salate und Gemüsegerichte, vor allem aber für süßes Gebäck und Desserts.

Verbrauchertip

Blaumohn, wie er in Bäckereien für diverse Backwaren (von Brötchen bis Süßgebäck) verwendet wird, kann mit dem Schwermetall Cadmium hochgradig belastet sein. Dies ergaben jedenfalls vor einiger Zeit Untersuchungen der Zeitschrift ÖKO-Test-Magazin.

Nachtkerzenöl

Lange Zeit schmückte die Nachtkerze – von Apothekern, Pharmazeuten und Ärzten unbeachtet – vornehmlich die Gärten. Erst vor relativ kurzer Zeit ist man in der Forschung auf die Heilkräfte dieser alten indianischen Pflanze aufmerksam geworden.

Die Nachtkerze (*Oenothera biennis*) stammt ursprünglich aus Amerika und wurde in Europa seit Anfang des 17. Jahrhunderts heimisch. Das wachsende medizinische Interesse an dieser Pflanze richtet sich vornehmlich auf den in ihrem Öl enthaltenen Anteil an Gamma-Linolensäure (GLS) von immerhin 9 - 14 Prozent. Ein Mangel an dieser ansonsten selten vorkommenden Fettsäure kann die Entstehung von Neurodermitis und Ekzemen fördern, beispielsweise allein schon dadurch, daß der Flüssigkeitshaushalt der Haut durcheinandergerät. Bei Neurodermitikern kommt jedoch noch eines dazu: Wie man seit längerem weiß, klappt bei ihnen die Umwandlung der Linolsäure in GLS nur unzureichend. Defizite bei den Prostaglandinen sind deshalb gewissermaßen vorprogrammiert. Solchen Steuerungssubstanzen kommen wichtige Funktionen zu, z.B. im Hinblick auf Arteriendruck und Durchlässigkeit der Blutgefäße, was auch bei der Behandlung arterieller Verschlußkrankheiten (Thrombose, Raucherbein u. ä.) genutzt wird. Zahlreiche Untersuchungen haben inzwischen ergeben, daß vor allem die Symptomatik bei Ekzemen durch GLS sicher, effizient und vor allem nebenwirkungsfrei gebessert werden kann. Entsprechende Studien wurden meist mit Nachtkerzenöl durchgeführt, neuerdings vermehrt auch mit Borretschöl.

Niembaumöl

Der »Wunderbaum« gehört zu den Neulingen auf der Naturheilszene – allerdings nur bei uns. In Indien zählt er zum traditionellen Heilschatz. Der Niembaum (*Azadirachta*), kräftig von Wuchs und mit voller Krone, gehört zur Verwandtschaft der Mahagonigewächse. Beheimatet ist er in Indien und Burma, inzwischen hat er jedoch auch in Teilen Afrikas und den Vereinigten Staaten Wurzeln geschlagen. Seine Früchte erinnern entfernt an Oliven.

Hochkonjunktur hat der Niembaum seit 1992, als in den USA ein aufsehenerregendes Werk mit überraschenden und vielversprechenden Botschaften erschien: Niembaum-Produkte, hieß es darin, würden künftig auf vielen Ebenen so manches globale Problem lösen helfen (Landwirtschaft: Pflanzenschutzmittel; Medizin: preiswerte und nebenwirkungsfreie Medikamente; Ökologie: Verhinderung von Erosion und Wüstenwachstum).

Uns interessieren an dieser Stelle vor allem das Öl aus den stark fetthaltigen Kernen des Baumes und dessen gesundheitsfördernde Effekte. Man gewinnt es durch Kaltpressung unter hohem Druck. Das dunkelfarbene Erzeugnis riecht allerdings, wegen der enthaltenen Schwefelverbindungen, ziemlich unangenehm. Deshalb sollte man es bei allen äußeren Anwendungen durch Zugabe von ätherischen Ölen aromatisieren – am besten eignet sich dazu wohl Lavendel. Abgesehen davon weist es ein ähnliches Wirkungsspektrum auf wie etwa Schwarzkümmelöl (fettes Öl) oder Teebaumöl (ätherisches Öl). Seine Inhaltsstoffe richten sich sowohl gegen krankmachende Bakterien wie auch gegen Pilze und Viren. Gerade bei der äußerlichen Anwendung fällt seine schmerzstillende und entzündungshemmende Wirkung ins Gewicht. Das Immunsystem wird angeregt, und volksmedizinisch verwendet man Präparate aus Bestandteilen der Pflanze auch gegen Würmer, Parasiten oder zur Beruhigung von Brechreiz.

Aus dem Ayurveda sind viele Hautanwendungen mit Niembaum bekannt. So kennt man aus der Ayurvedamedizin auch die Wendung: »Nimbati ivasthyamdadati« (»Niem – für eine starke Gesundheit«).

Verbrauchertip

Die Niembaumöl-Praxis auf äußerliche Maßnahmen zu beschränken, empfiehlt sich auch, weil zur Einnahme des Öls bislang zuverlässige Erfahrungswerte und Untersuchungsergebnisse fehlen. Bei Kindern soll die Öleinnahme zu Schädigungen geführt haben. Aus der indischen Volksmedizin sind andererseits auch vielfältige innerliche Anwendungen mit Niembaumöl bekannt. Es soll damit sogar gelungen sein, Krankheiten wie Lepra zu heilen.

Olivenöl

Wenn später gesagt wurde, daß die römischen Legionen ihre Triumphe nur mit Hilfe des kräftigenden Weizens in Tornister und Magen hätten feiern können (jeder Legionär führte den eigenen Vorrat stets mit sich), so gilt gleichfalls: Olivenöl war für die Legionäre ebenso wichtig und bildete seine Art »Schmiermittel« des mächtigen Imperium Romanum.

Der Olivenbaum wurde ursprünglich geradezu als Heiligtum verehrt. Im alten Griechenland durften nur Jungfrauen und keusche Jünglinge die Früchte ernten. Mutwillige Beschädigungen von Bäumen wurden wie Tempelschändungen geahndet. Vor etwa 2 500 Jahren breitete sich der Anbau dann auch auf der italienischen Halbinsel aus, und das römische Imperium erreichte während seiner ersten Blütezeit eine Spitzenposition als Olivenölproduzent. Heute gedeihen weltweit fast eine Milliarde Olivenbäume und tragen reiche Frucht – ein Großteil davon rund ums Mittelmeer. Von der jährlichen Welt-Olivenernte entfallen mit 132 Millionen Tonnen gut 74 Prozent auf die Europäische Union, wobei Spanien, Italien und Griechenland mit insgesamt 97 Prozent den Markt fast vollständig beherrschen.

Botanik

Der Olivenbaum (*Olea europaea L.*) kann ein Alter von mehreren hundert Jahren erreichen, einige Baumbestände bringen es auf nicht weniger als 2000 Jahre. Er blüht vom Frühling bis zum Frühsommer gelblich-weiß und bringt die bekannten runden oder ovalen, etwa 2–3 cm langen Früchte hervor, die in reifem Zustand eine rotbräunliche oder schwarze Färbung annehmen. Der größere Teil der Ente wird in Kochsalzlösung entbittert und, mit Gewürzen in Essig eingelegt, für verschiedenste Gerichte verwendet.

Etwa acht Prozent der Welternte von Oliven kommen in die Ölmühlen.

Die Ölgewinnung vollzieht sich bis zum heutigen Tag – ähnlich wie die Ernte – in überkommener Art und Weise, jedoch mit neuesten Maschinen und Pressen. Um zu verstehen, warum das Olivenöl unserer Gesundheit so überaus förderlich sein kann, lohnt es sich, das Herstellungsverfahren etwas genauer unter die Lupe zu nehmen:

- Die Früchte werden ganz kurz vor der Reife geerntet und innerhalb weniger Tage fast »taufrisch« verarbeitet.
- Man zerquetscht sie – wie schon seit Jahrhunderten – zwischen großen Mahlsteinen zu einem Brei.
- Diese Masse kommt in besondere hydraulische Pressen, bestehend aus etwa 50 übereinander gelagerten Matten aus Pflanzen- oder Kunstfasern. Dort werden die gestapelten Lagen gepreßt.
- Dadurch gewinnt man eine Mixtur aus Öl und Fruchtwasser – Bestandteile, die sodann durch Zentrifugieren getrennt werden.

Alle diese Verarbeitungsvorgänge vollziehen sich bei Zimmertemperatur. Es erfolgt also keine Erhitzung, die gesundheitsdienliche Inhaltsstoffe vermindern könnte oder unerwünschte Reaktionsprodukte im Öl entstehen läßt.

Besonderheiten: Olivenöl ist kein (oder nur zum Teil) Samenöl. Die Frucht selbst ist ölhaltig (14–25 Prozent). Der kräftige Kern, der ebenfalls zwischen den Mahlsteinen zerrieben wird, enthält jedoch zusätzlich noch etwa 12 Prozent Öl, das wiederum etwas anders zusammengesetzt ist als jenes im Fruchtfleisch (es weist z. B. einen noch höheren Anteil an einfach ungesättigten Fettsäuren auf). Olivenöl ist deshalb an sich immer auch schon eine interessante Mischung verschiedener Ölqualitäten.

Seine medizinisch nutzbaren Effekte sind vielfältig. So bildet es im Magen einen Puffer gegen Übersäuerung und ist überdurchschnittlich mineralstoffreich. Äußerlich angewendet, hilft es bei Rheumaschmerzen, innerlich profitieren Leber und Galle vor allem von den zahlreich enthaltenen Begleitstoffen. Vornehmlich aber schützt es Herz- und Kreislauf und wirkt in der Vorbeugung gegen den Herzinfarkt effektiver als so manches teure Arzneimittel.

Antike Vorfahren der Wellness-Bewegung

Waren sie nun eitel – oder ganz einfach »nur« körperbewußt? Im ägyptischen, griechischen, römischen Altertum legte man jedenfalls großen Wert auf eine geradezu fürsorgliche Körperpflege. Dazu wurden schon in antiken Tagen große Mengen von Olivenöl produziert. Von Cato (2. Jahrhundert v. Chr.) etwa ist eine detaillierte Beschreibung der dabei verwandten Apparaturen überliefert.

> Griechen und Römer reinigten die Haut vor und nach den ausgiebigen (Dampf-)Bädern mit Olivenöl und steigerten dessen wohltuende Wirkung noch, indem sie Duftstoffe ins Öl mischten. Auch hierbei war man modern, praktizierte die »Aromatherapie«, denn gewonnen wurden die Essenzen mit (fast) exakt jenem Verfahren, wie man es auch heute noch anwendet – der Dampfdestillation.

Küchentip

Beim Kochen mit Olivenöl darf es ruhig etwas heißer hergehen. Das Fett hat nur einen vergleichsweise bescheidenen Gehalt an Linolsäure und entwickelt deshalb in der Pfanne oder im Ofen weniger unerwünschte Verbrennungsprodukte.

Höherwertiges »Jungfern«-Olivenöl aus erster Pressung (*Natives Olivenöl Extra*) verwendet man vornehmlich für Salate, Rohkost, Marinaden, Dressings oder erhitzt es bis maximal 180 °C (Dünsten von Gemüsegerichten, Garen von Fisch und Fleisch bei niedrigen Temperaturen). »Olivenöl«, also das raffinierte Produkt, kommt allenfalls zum Braten, Fritieren und Backen in Frage und kann bis 210 °C erhitzt werden.

Besonderheit: Die Ausgewogenheit seiner Inhaltsstoffe macht das Olivenöl lange haltbar, und zwar nach dem Abfüllen bis zu 18 Monate. Dies hat gleich mehrere gute Gründe: Einmal den geringen Anteil an *hoch ungesättigten Fettsäuren* (sie sind unbeständig und neigen zur Reaktion mit Sauerstoff). Zum anderen den beachtlichen Gehalt an *Antioxidantien*, also von Schutzfaktoren gegen solche Oxidationsprozesse (z. B. Phenole und Vitamin E). Weitere sekundäre Pflanzenstoffe (dazu zählen unter anderem mehrere Farbstoffe) machen die enthaltenen Fettverbindungen noch stabiler. Schließlich sind im Olivenöl von Natur aus praktisch keinerlei Freie Radikale (aggressive Sauerstoffverbindungen) enthalten. Das ist die beste Grundlage dafür, daß es bei richtiger Lagerung kaum ranzig wird. Aufbewahren sollte man es an einem kühlen, dunklen Ort. Optimal

Vorzüglich eignet sich Natives Olivenöl Extra auch zum Einlegen von Knoblauch, Schafskäse und – natürlich – Olivenfrüchten.

Das Ausflocken des Olivenöls bedeutet keinerlei Qualitätsminderung und ist ebensowenig ein Zeichen für Verderb.

sind Temperaturen von 10–16 °C (also eher im Keller als im Kühlschrank). Nach dem Anbrechen sollte die Flasche jedoch im Kühlschrank aufbewahrt werden, auch wenn dann Bestandteile ausflocken.

Palmöl und Palmkernöl

Basis für diese Pflanzenfette, die je nach Umgebungstemperatur fest oder flüssig erscheinen, sind die in ertragreichen Fruchtständen angeordneten, kastanienähnlichen Samen der tropischen Ölpalme, aus denen zwei Sorten von Öl bzw. Fett gewonnen werden. Wie beim Kokosfett, so sind auch beim Palmkernöl und Palmöl die *hochungesättigten Fettsäuren* nur spärlich vertreten (zu zwei bzw. zehn Prozent). Die Herstellung erfolgt durch aufwendige Raffination. Große Mengen dieser Fette werden in der Margarineindustrie verbraucht.

Rapsöl

Hätten Sie es gewußt? Auf dem deutschen Speiseölmarkt ist Rapsöl die Nummer eins – ohne daß es dem Kunden aufgefallen wäre. Bisher wanderte das Rapsöl nämlich anonym in Flasche und Dose und von da in den Einkaufswagen. »*Reines Pflanzenöl*« stand und steht noch meist auf dem Behältnis, auch wenn sich darin zu erheblichen Teilen das Öl aus der gelben Feldblume verbirgt.

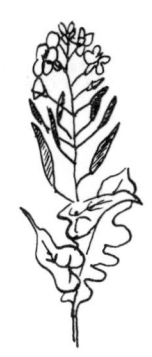

Brassica napus difeira

Botanischer Steckbrief

Raps (*Brassica napus difeira*) gehört zur Familie der Kohlarten, genauer gesagt zu den Kreuzblütlern (*Cruciferae*). In unserem Zusammenhang interessieren die kleinen, schwarzen Samen der Pflanze mit ihrem natürlichen Ölgehalt von 35–45 Prozent. Sie werden schon seit mehr als 2000 Jahren genutzt und systematisch angebaut, zuerst im Ursprungsland der Pflanze (Asien, Mittelmeerraum). Hauptanbauländer sind heute Indien, China, Kanada sowie das nördliche Europa. Raps gilt als »wichtigste Ölpflanze der klimatisch gemäßigten Zonen der Erde«. Manchmal wird der Verbraucher auch auf die Bezeichnung »*Rübsen*« oder »*Rübsenöl*« stoßen. Dabei handelt es sich um eine dem Raps sehr nahe verwandte Futter- und Ölpflanze, die sich in ihren Eigenschaften nur geringfügig von ihm unterscheidet.

Die ungesättigten Fettsäuren, von denen wiederum ein nicht zu großer Teil hochungesättigt sein soll, sind es bekanntlich vor allem, die den besonderen Beitrag der Öle zu unserer Gesunderhaltung bestimmen.

Was nach dem wirtschaftlichen Erfolg noch aussteht, ist ein Siegeszug auch in der Gunst des gesundheitsbewußten Verbrauchers. Vor allem die Ernährungswissenschaft könnte dies ermöglichen. Raps spendet nämlich ein Öl der Superlative. Es hat sich als das Speiseöl mit dem geringsten Anteil an gesättigten Fettsäuren herausgestellt, enthält also in der Summe den höchsten Anteil an *ungesättigten Fettsäuren*. Hinzu kommt eine weitere Spezialität des Rapsöls, durch die in den USA ein richtiggehender »Run auf Raps« ausgelöst wurde. Untersuchungen haben ergeben, daß gerade die *einfach ungesättigten Fettsäuren*, so vor allem die *Ölsäure* (an der Rapssamen besonders reich ist), die Blutcholesterinwerte überaus günstig beeinflussen. Cholesterin gehört zu den auffälligsten Risikofaktoren für den Herzinfarkt aufgrund von Arterienverengungen. Rapsöl, so haben zahlreiche wissenschaftliche Studien gezeigt, verbessert die Balance der Blutfette, d.h. es erhöht bestimmte, hocherwünschte und risikomindernde Fetteiweißkörper im Blut (für Fachleute: HDL-Cholesterin). Zudem hat man bei den Untersuchungen überrascht und gleichzeitig erfreut zur Kenntnis genommen, daß Rapsöl auch günstige Effekte auf die Blutzuckerregulation ausübt (Erwachsenendiabetes).

Man sollte nicht vergessen, daß Arterienverengungen nicht nur die »Pumpe« ruinieren; sie machen auch vorzeitig alt (»der Mensch ist so jung wie seine Gefäße«).

Tip für junge Mütter

Rapsöl enthält einen relativ hohen Anteil an *Alpha-Linolensäure* (zehn Prozent). Dies erweist sich als sehr vorteilhaft für die Förderung der Kindesentwicklung, und zwar insbesondere was die Ausbildung des Zentralnervensystems, also Gehirn und Rückenmark, angeht (Prof. H. F. Ebersdobler). Ähnliches gilt im Hinblick auf die

Netzhaut des Auges. Experten raten deshalb, Rapsöl zukünftig gezielt in der Säuglingsernährung (Beikost) bzw. während der Schwangerschaft und der Stillzeit in der Küche einzusetzen. Die Muttermilch weist einen Gehalt von bis zu 1,8 Prozent *Alpha-Linolensäure* auf. Darüber hinaus enthält Rapsöl noch bemerkenswerte Mengen an *Vitamin E* (23 mg/100 g Öl), *Beta-Carotin* (3 mg), *Vitamin K* (150 mcg), *Lecithin* (bis zu 0,5 Prozent) sowie weiteren sogenannten *Sekundären Pflanzenstoffen*.

Küchentip

Rapsöl ist relativ gut haltbar und kann auch zum Braten und Backen bei Temperaturen von 180 oder 190 °C verwendet werden. Es wird in verschiedenen Qualitätsstufen angeboten. Uns interessiert vornehmlich das Öl aus der *Kaltpressung*. Es wird nicht nachbehandelt und eignet sich besonders für Frischkost. Daneben gibt es noch Rapsöl aus *erster Pressung* (zusätzlich im Wasserbad erhitzt) sowie *heißgepreßtes* Rapsöl und *raffiniertes* Rapsöl (= normales »Tafelöl«). Rapsöl (kaltgepreßt, naturbelassen, unraffiniert) gibt es auch im Reformhaus (Vitaquell), allerdings in diesem Fall nicht aus kontrolliert-biologischem Anbau, wohl aber labormäßig auf Rückstände überprüft (Schadstoffe, Pflanzenschutzmittel, Radioaktivität). Biologisch-kontrollierte Qualität ist bislang allenfalls regional in einigen Naturkostläden und Reformhäusern erhältlich (z.B. von der Ölmühle Solling in Bevern oder der Koppenstedter Ölmühle).

Kein Problem mehr ist die früher in Rapsöl enthaltene Erucasäure. Sie brachte nicht nur eine »kratzige«, strenge Geschmacksnote ins Spiel, sondern galt auch als möglicherweise gefäßschädigend. Die neuen Sorten enthalten diese Verbindung allenfalls noch in unbedeutenden Spuren.

Rizinusöl

Rizinusöl hat ein denkbar schlechtes Image und ist dem Verbraucher wohl nur als recht rigorose Abführhilfe bekannt. Eine solche Einschätzung wird dem Öl aber keineswegs gerecht, wie wir sehen werden. Man gewinnt es durch Kaltpressung aus den Samen der Pflanze (*Ricinus communis*), einer Verwandten des Kautschukbaumes. Die Rizinolölsäure ist stark schleimhautreizend und setzt damit die Ausscheidung des Darminhaltes (Peristaltik, Ausscheidungsbewegung

Die abführende Wirkung resultiert daraus, daß im Dünndarm bei der Aufspaltung eine besondere Fettsäure, die Rizinolölsäure, anfällt.

des Darmes) in Gang, und zwar recht kräftig. Als Abführmittel aus der Mode gekommen ist Rizinus während der vergangenen Jahre wegen des äußerst unangenehmen Geschmacks und der doch auf Dauer zu ausgeprägten Reizung der Darmwand. Außerdem enthält der Samen, nicht jedoch das Öl, die hochgiftige Eiweißverbindung *Rizin*. Rizinusöl besorgt man sich deshalb immer aus der Apotheke. Verwendbar ist es als Hausmittel innerlich zur Notfall-Darmreinigung (keinesfalls jedoch gewohnheitsmäßig!) sowie in erstaunlich vielfältigen Indikationsbereichen (Verdauung, Entschlackung, Lymphe, Gelenksteife) mittels Wickeln, Umschlägen und Kompressen.

Sanddornextraktöl

Aus den Beeren des Sanddornstrauchs (*Hippophae rhamnoides*) gewonnen ist Sanddornextraktöl ein bei uns kaum bekanntes und selten angebotenes Spezialöl. In Osteuropa dagegen findet es häufig in der Therapie Verwendung. Man schreibt ihm insbesondere stärkende Einflüsse auf das Immunsystem zu. Das Öl enthält reichlich Vitamine – die Beeren gehören zu den besten *Vitamin-C*-Lieferanten überhaupt – und neben den *essentiellen Fettsäuren* auch erhebliche Mengen an Begleitstoffen.

Schwarzkümmelöl

Bereits vor annähernd 3000 Jahren wurde mit Extrakten aus der Pflanze des Schwarzkümmels behandelt.

Die »Pharaonenmedizin« ist unter den heilkräftigen Ölen die Entdeckung der letzten Jahre schlechthin. Auch hier knüpft man an alte, zwischenzeitlich verschüttete Traditionen an.

Botanik

Schwarzkümmel (*Nigella sativa*) gehört zu den Hahnenfußgewächsen. Er wird etwa einen halben Meter groß, blüht weißlich gefleckt und bildet danach Samenkapseln aus, die denen des Mohns ähneln. Darin enthalten ist das eigentliche, für den Menschen bedeutsame Vermächtnis der Wüstenpflanze: eine beträchtliche Ausbeute an kleinen, dunkelfarbenen Samen. Sie ähneln dem uns bekannten Wiesenkümmel, die beiden Pflanzen sind jedoch in keiner Weise botanisch miteinander verwandt. Das aus den Samen gewonnene Öl ist von ganz eigener Konsistenz: Dickflüssig, goldfarben, sehr aromatisch und würzig, erinnert es im Geschmack an Anis.

Dieses »Gold« des dunklen Samens erweist sich im Labor als äußerst komplex zusammengesetzt. Inzwischen hat man viele Dutzende von einzelnen Komponenten identifiziert. Zum Teil kennt man deren besondere Gesundheitswirkungen, zum größeren Teil müssen diese erst noch ermittelt, erforscht werden. Neben *ungesättigten Fettsäuren* wie der *Ölsäure* (etwa 25 Prozent) und *Linolsäure* (ca. 60 Prozent) enthält das Öl zahlreiche im Körper hochwillkommene Fette und deren Begleitstoffe.

Dieser besondere Mix an wertgebenden Komponenten ist es, der die Heilpflanze für ausgesprochen therapeutische Anwendungen besonders prädestiniert. So eignet es sich beispielsweise für die Behandlung aller Erkrankungen, die mit einem gestörten Immunsystem zusammenhängen. Geradezu klassisch ist inzwischen der Einsatz des Öls bei Asthma oder Neurodermitis. Bekannte und weniger berühmte Zeitgenossen schwören hier auf den »ägyptischen Kümmel«. Und dies nicht nur aus subjektiver Erfahrung. Wie Untersuchungen gezeigt haben, treten bei Einnahme von Schwarzkümmelöl allergische Attacken, Anfälle, Ekzeme den Rückzug an. Dies hängt mit der Bildung hormonähnlicher Stoffe (*Prostaglandin E_1*) zusammen. Diese unterdrücken wiederum das »Trompetensignal« für den Aufmarsch entzündlicher Stoffe, die dem Betroffenen viele oft unsägliche Beschwerden bereiten.

Darüber hinaus gibt es vor allem in den USA und in Indien Untersuchungen, die von therapeutischen Wirkungen des Schwarzkümmelöls bei Diabetes berichten (Blutzuckerregulation, verbesserte Glukosetoleranz). Ähnliches gilt sogar im Hinblick auf Krebs. Hier muß man gewiß noch vorsichtig urteilen, aber immerhin stieß man auf spezifische immunmodulierende Eigenschaften von Schwarz-

Berühmt wurde ein Zitat aus dem Koran, das nicht gerade bescheidene Erwartungen weckt: Schwarzkümmelöl, so heißt es darin, hilft gegen jede Krankheit außer den Tod.

kümmelöl, die es plausibel erscheinen lassen, daß der Körper im Kampf gegen Krebszellen unterstützt wird. Ein amerikanisches Forschungsinstitut jedenfalls fand heraus, daß Schwarzkümmel die Produktion von Abwehrkörpern (gegen Viren, Bakterien, Pilze aber auch Krebszellen) und Interferon (einem »Feind-Melder« der Körperzellen) anregt.

Aus Schwarzkümmelöl lassen sich vielfältige kosmetisch-medizinische und hautpflegende Mittel bereiten.

Die besonderen antibiotischen Eigenschaften von Schwarzkümmelöl kommen in vielen Bereichen der Gesundheitsvorsorge zum Tragen. Sie können für geradezu unzählige hausmedizinische und kosmetische Rezepturen genutzt werden, teilweise auch als Alternative zum Teebaumöl. So sind denn auch die Hautpflegeanwendungen zu einer der Domänen der Schwarzkümmelöl-Apotheke geworden. Vom eigentlichen, »fetten« Schwarzkümmelöl unterscheiden muß man das ätherische Öl, wie es in jüngerer Zeit ebenfalls in ganz kleinen Quantitäten angeboten wird. Dieses wird durch Dampfdestillation ebenfalls aus dem Samen gewonnen und enthält deshalb – wie alle Essenzen der Aromatherapie – nur die stark duftenden, wasserlöslichen Inhaltsstoffe. Ätherisches Schwarzkümmelöl wird für Massagen, Bäder und natürlich in der Duftlampe sowie für Inhalationen verwendet.

Verbrauchertip

Schwarzkümmel(-Präparate) gibt es in sehr unterschiedlichen Qualitäten. Die hochwertigsten kamen bislang aus Ägypten und der Türkei. In neuerer Zeit tritt ihnen jedoch ganz vorzügliche Ware aus syrischem Anbau an die Seite. Der Verbraucher sollte auf folgende Punkte Wert legen: Die Rohstoffe müssen aus biologisch-kontrolliertem Anbau stammen. Das Öl sollte auf jeden Fall kaltgepreßt sein und nach der Gewinnung nicht zusätzlich einer Dampfwäsche ausgesetzt werden. Schwarzkümmelöl läßt sich etwa ein Jahr lang lagern. Nach Möglichkeit sollte es jedoch vorher aufgebraucht werden, da ständig Oxidationsprozesse ablaufen, die den Wert des Öls allmählich mindern. Kaufen Sie deshalb immer nur kleinere Mengen.

> *Goldene Regel* (gilt auch für andere Öle):
>
> »*Mäßig aber regelmäßig*«
>
> Frischkostsalate lassen sich beispielsweise dadurch aufwerten, daß man der Marinade, der Salatsauce jeweils einige wenige Tropfen Schwarzkümmelöl beifügt. Dazu kann man auch gewissermaßen »eingekapselte«, vorbereitete Portionsspender als Dosierungshilfe verwenden: Den Inhalt von Schwarzkümmelöl-Präparaten, z. B. eine Kapsel pro Portion Salat.

Senföl

Die Senfpflanze zählt zu den Kreuzblütlern (wie die Kohlarten oder der Raps) und stammt ursprünglich aus dem Orient. Die gelben Samen enthalten unter anderem zahlreiche Alkaloide (z. B. *Sinaprin*) und Glykoside (z. B. *Sinigrin*). Solche Inhaltsstoffe regen die Produktion von Enzymen im Stoffwechsel an, wirken antibakteriell und fördern die Verdauung. Aus dem Samen kann ein hochwertiges Öl gewonnen werden, das aber leider auch relativ hohe Anteile an der unerwünschten Erucasäure aufweist. Für eine regelmäßige Küchenverwendung ist es auf Dauer eher ungeeignet. Unter der Bezeichnung »Senföl« versteht man jedoch vor allem die therapeutisch nutzbaren ätherischen Komponenten des Samens. Solche Senföle kommen auch bei anderen Kreuzblütlern sowie beispielsweise in Meerrettich oder Lauchgewächsen (Porree) vor und entfalten dort ebenfalls vielfältige medizinische Wirkungen.

Der scharfe Geschmack und das typische Senf-Aroma rühren von einer Vielzahl von flüchtigen ätherischen Ölen her.

Sesamöl

Sesam ist eine Spezialität aus der überaus reichhaltigen Kräuterküche und Naturapotheke des Orients. Überlieferungen zum praktischen Gebrauch des Öls reichen gut 4000 Jahre zurück.

Schon vor 4000 Jahren wurde Sesam im Zweistromland (Mesopotamien) systematisch angebaut.

Botanik

Bis zum heutigen Tag werden die Kapseln der Sesampflanze nach alter Tradition per Hand geerntet.

Sesam (*Sesamum indicum*) wird bis zu 1 1/2 m hoch und blüht mit schönen, glockenartigen, weißen oder rosa Blütenkelchen. Die kantigen Blätter und Stiele sind dicht behaart. Ebenso die länglichen, vierkantigen, sehr ergiebigen Samenkapseln, die sich nach dem Abblühen bilden. Die darin enthaltenen, unzähligen kleinen Samen kennt ein jeder von uns von verschiedenartigen Backwaren.

Sowohl als Nahrungsmittel und Gewürz wie auch in Form von Öl ist Sesam aus der makrobiotischen Küche und der Ayurveda-Ernährung nicht wegzudenken. Diese äußerst vielseitige Ölpflanze wird in der westlichen Küche noch immer unterschätzt. Um nur einige ihrer hervorragenden Eigenschaften zu nennen: Der Samen enthält neben dem Fett und wertvollem Eiweiß auch viele Mineralien. So ist der *Calciumgehalt* ganz beträchtlich, es finden sich darin aber auch Spurenelemente wie *Mangan* und *Eisen*. Im Öl dominieren die *hochungesättigten, essentiellen Fettsäuren*.

Die Medizin des Orients wendet das Sesamöl hauptsächlich bei Verdauungsstörungen an.

Nach Erkenntnissen des Naturarztes A. Vogel hilft Sesamöl bei Leber- und Gallenwegserkrankungen. Es gilt als Elixier für den Blutkreislauf. Auch Arthritis soll günstig beeinflußt werden. Außerdem stärkt es die Nerven und regt die Herzmuskeltätigkeit an. Verantwortlich dafür ist sicherlich u. a. das enthaltene Vitamin E. Nicht weniger wichtig sind in diesem Zusammenhang weitere antioxidative Substanzen, so etwa das Sesamol oder Sesamolin. All diese Faktoren zusammen machen das Öl länger haltbar. Sie sind für den Verbraucher darüber hinaus aber auch eine Quelle für Schutzfaktoren vor den zerstörerischen Attacken der freien Radikale (ungesättigte Sauerstoffverbindungen). Und Geistesarbeitern dürfte schließlich auch das im Sesamöl enthaltene *Lecithin*, eine Art unschädliches Doping für die grauen Zellen, hochwillkommen sein. In der Ayurvedamedizin wiederum wird das Öl bevorzugt für Massagen zur Harmonisierung des energetischen Kräfteflusses und der Anregung von Ausscheidungsvorgängen empfohlen und benutzt. Äußerlich bildet Sesamöl die Grundlage für vielfältige Massage-Anwendungen. Pur oder in einer Mischung mit ätherischen Ölen eignet es sich für die Bekämpfung von Ekzemen, Entzündungen und Vereiterungen.

Küchentip

Sesamöl läßt sich sowohl für Salate als auch für sonstige Gerichte verwenden. Es sollte jedoch beim Kochen und Backen nicht zu sehr erhitzt werden. Besonders gut paßt es zu Süßspeisen und natürlich zu allen orientalischen Gerichten.

Verbrauchertip

Sesam wird inzwischen in größerem Umfang auch ökologisch angebaut (z. B. in Mexiko und Israel). Es ist deshalb heute kein Problem mehr, entsprechendes Öl im Fachhandel zu beziehen: Man erhält es zum Teil schon im Supermarkt, mit Sicherheit im Naturkosthandel (besonders empfehlenswert ist das kaltgepreßte Sesamöl der Davert-Mühle, Senden) und eventuell auch im Reformhaus.

Sojaöl

Soja ist Rekordhalter unter den Nutzpflanzen und neue »Melkkuh« der Ernährungsindustrie, wie man die Bohne einmal genannt hat. Der Grund hierfür liegt in der Vielseitigkeit der Pflanze und besonders ihres Samens. Es lassen sich daraus kostengünstig begehrte Rohsubstanzen gewinnen: Eiweiß, Fett, Lecithin u. a. Auf diese Weise ist Soja zu einer der beherrschenden Größen des Welthandels geworden, vergleichbar nur noch mit dem Weizen. Richtig bewußt wurde dem Verbraucher dieser Umstand erst durch den Rummel um das Gen-Soja.

Botanik

Soja (*Glycine max.*) ist eine Hülsenfrucht aus der Familie der Schmetterlingsblütler, die heute vornehmlich in Asien (ihrer Heimat) sowie in Nord- und Südamerika und zunehmend auch in

Erst durch die Diskussion um das Gen-Soja erfuhr der Verbraucher zu seiner Überraschung, daß Soja-Eiweiß schon heute in Tausenden von Produkten enthalten ist, so z. B. in Wurstarten und anderen Erzeugnissen, in denen man es kaum vermutet.

Südeuropa angebaut wird. Sogar in Deutschland (Südbaden) laufen derzeit Versuche, Soja in größerem Maßstab zu kultivieren.

Nach einer chinesischen Legende reicht der systematische Anbau von Soja rund 25 000 Jahre zurück. Dies läßt sich natürlich nicht beweisen. Erste schriftliche Zeugnisse finden sich aber bereits aus der Zeit vor 5000 Jahren in einem Buch des Kaisers Shon-nung. Die Bauern der Mandschurei sahen schon vor Jahrtausenden in der Sojabohne das »Fleisch der Erde«, und im Reich der Mitte zählte die Pflanze zu den »fünf heiligen Körnern« (neben Reis, Gerste, Weizen und Hirse). Kaltgepreßtes Sojaöl ist reich an *Fettbegleitstoffen* wie Lecithin (1,8–3,2 Prozent) oder *Vitamin E* und insbesondere auch *Beta-Carotin*. Es enthält hohe Anteile an *mehrfach ungesättigten Fettsäuren*. Bemerkenswert ist vor allem der Gehalt an *Pflanzenhormonen*, einem Nahrungsfaktor, der beispielsweise vor Brustkrebs schützen kann.

Besonderer Beliebtheit erfreut sich das Sojaöl in der fernöstlichen Spezialitätenküche.

Verbrauchertip

Lange Zeit war nicht-raffiniertes Sojaöl im Handel nicht erhältlich. Inzwischen kann man es aber im Reformhaus und Bioladen erstehen. Biologisch-kontrollierte Qualität versteht sich jedoch auch dort noch nicht von selbst. Immerhin kann der Kunde sicher sein: Im Naturkostbereich wird kein Gen-Soja verwendet.

Sonnenblumenöl

Für die ursprünglichen Indianergemeinschaften im Westen der heutigen USA war die Sonnenblume eine wichtige, ursprünglich wachsende Nahrungsquelle. Seit dem ersten vorchristlichen Jahrhundert, so lassen Funde schließen, wurde die Pflanze dort auch systematisch angebaut. In diesen Gebieten war sie das Grundnahrungsmittel schlechthin, da hier kein Anbau von Hülsenfrüchten oder Getreidearten nachweisbar ist. Ihren eigentlichen Triumphzug trat das imposante Gewächs vor ungefähr 150 Jahren an. Damals begann man damit, das Öl großtechnisch zu produzieren, und in relativ kurzer

Zeit hat es – hinter dem Sojaöl – einen Spitzenplatz auf dem Weltmarkt erobert. Die Pflanze wird inzwischen auf allen Kontinenten angebaut.

Botanik

Die Sonnenblume (*Helianthus annuus*) zählt zur Familie der Korbblütler und ist eine nahe Verwandte der Topinambur. Die Pflanze kann bis zu drei Meter hoch werden, ihr Blütenstand einen Durchmesser von 45 Zentimetern erreichen. Hervorgebracht werden jeweils 1000–1500 Samen, die im reifen Zustand von dunklen oder schwarzgrau-gestreiften Schalen umschlossen sind.

Bedeutendste Produzenten des Sonnenblumenöls sind Nordamerika, Südosteuropa und Rußland.

Sonnenblumenöl enthält erstaunlich viel *Vitamin E* und, sofern nicht raffiniert, *Beta-Carotin* und andere Farbstoffe. Besondere therapeutische Bedeutung hat es neuerdings durch das *Ölsaugen* gewonnen, das weiter unten ausführlich vorgestellt wird. Der Pflanze, ihrem Samen und dem daraus gewonnenen Öl kommt in diesem Zusammenhang eine stark entgiftende, entschlackende Wirkung zu. Praktische Erfahrungen haben gezeigt, daß viele positive Effekte dieser neuentdeckten volksmedizinischen Heilmethode nur mit Sonnenblumenöl erzielt werden können, nicht durch das »Kauen« anderer Ölsorten. Sonnenblumenöl enthält zudem ausgesprochen hohe Anteile an *essentiellen, (hoch-)ungesättigten Fettsäuren* und reichlich *Lecithin* (bis zu einem Prozent).

Küchentip

Sonnenblumenöl eignet sich vorzüglich für Salate. Hier kommt die ganz eigene, »nussige« Note der kaltgepreßten Sorten am besten zur Geltung. Für alle, die nicht so sehr auf Rohkost stehen, bei denen es beim Essen also heiß hergehen muß, gibt es seit neuestem eine ökologische Alternative fürs Braten und Fritieren: Bratöl aus speziell gezüchteten Sonnenblumenarten (»High-oleic«-Sorten). Entsprechende Erzeugnisse werden mittlerweile auch schon aus kontrolliert ökologischem Anbau angeboten (Byodo-Bratöl, Bioladen).

Man verwendet das Sonnenblumenöl aber auch zum Kochen und Kurzbraten.

Verbrauchertip

Da man beim Auspressen in aller Regel die Kerne samt Schale (leicht angeritzt oder nur teilweise entfernt) verwendet, sind in wirklich »kaltgepreßtem« Sonnenblumenöl auch Wachse enthalten, die bei kühler Lagerung für eine Trübung des Öls sorgen können. Dies ist kein Hinweis auf Verunreinigungen oder Verderb.

Steinöl

Dem Steinöl schreibt man ganz eigene Heilwirkungen zu, insbesondere was die Rheumatherapie angeht. Im Tiroler Volksmund wird es in dieser Hinsicht als »Haussegen« bezeichnet.

Darunter versteht man nicht etwa das Öl aus bestimmten Früchten (Stein-Obst). Der Name leitet sich vielmehr vom Stein im Wortsinne ab. Als sich vor 160 Millionen Jahren die Alpen formierten, wurde bei den damit verbundenen gewaltigen Eruptionen und Verschiebungen auch ölhaltiger Schiefer in das erstarrende Gestein »eingeschmolzen«. Diese Bodenschätze dienen heute zur Gewinnung des Öls. Aus dem im Tagebau abgetragenen Schiefer extrahiert man das Öl durch Erwärmung und Destillation. Wirkungsträger im Öl sind sogenannte *Peloide* und *Schwefelbestandteile*. Erstere sorgen für ein bemerkenswertes Wärmespeicherungsvermögen, was lokal angewandt zur besseren Durchblutung führt und den Hautstoffwechsel anregt. Die Wirkungen reichen aber offensichtlich auch tiefer und bringen Linderung bei vielfältigen Beschwerden des Bewegungsapparates. Bei den Anwendungen greift man vor allem auf fertige Steinölsalben und entsprechende Bäder zurück (im Fachhandel als »*Tiroler Steinöl*« erhältlich).

Tabaksamenöl

Auch hier gilt: Ausprobieren, wenn sich die Gelegenheit dazu ergibt. Denn unsere Vorstellungen vom Öl und seinen Qualitätsmerkmalen unterliegen einem rasanten Wandel.

Auch aus dem Samen der Tabakpflanze kann man ein Speiseöl gewinnen, was heute allerdings nur mehr in ganz geringem Umfang praktiziert wird. Dieses Öl ist von hoher ernährungsphysiologischer Qualität, soll aber in kaltgepreßter Form durch sein typisches Aroma nicht für jeden Gaumen und jede Zubereitung geeignet sein. Besonders der gesundheitsbewußte Verbraucher schätzt jedoch gerade die »nussigen« Varianten mit eigenem geschmacklichen Charakter.

Traubenkernöl

Hierbei handelt es sich um eine interessante Öl-Variante, die bereits seit über 100 Jahren im Mittelmeerraum und in Ungarn geschätzt und zunehmend produziert wird. Auch damit belebte man nur eine uralte Tradition wieder. Die beim Essen so störenden Kerne der Weintrauben (*Vitis vinifera*) enthalten durchschnittlich 10–20 Prozent Fett. Auf eine derartige Reserve griff man in Mangelzeiten gerne zurück. Außerdem sind im Traubenkernöl erhebliche Anteile an *mehrfach ungesättigten Fettsäuren* enthalten.

Die Gewinnung nativen, naturbelassenen, unerhitzten Öls ist allerdings sehr aufwendig, was die Speziliät nicht gerade billig macht. Für einen Liter Ausbeute müssen sage und schreibe 800 kg Trester verarbeitet werden. Mit Traubenkernöl kommen neue therapeutische Varianten und Möglichkeiten ins Spiel. So beispielsweise in Gestalt medizinisch nutzbarer Effekte der enthaltenen *Procyanidine*. Diese biochemischen Verbindungen zählen zu den Hochleistungs-Antioxidantien. Procyanidine zeichnen sich darüber hinaus durch ihr Vermögen aus, das Bindegewebe zu festigen. Ganz konkret werden dabei die winzigen Kollagenfasern stabilisiert, was sie geschmeidig, flexibel, belastbar – mit einem Wort »jugendlich« erhält. Traubenkernöl in natürlichem Zustand ist außerdem reich an *Bioflavonoiden* und *Sekundären Pflanzenstoffen*, die vor allem bei chronischen Leiden vielfältige Schutzwirkungen entfalten. Dies gilt nicht zuletzt für die Aufrechterhaltung der geistigen Leistungsfähigkeit (Gehirnzellenschutz, Gedächtnis, Unterstützung der Nervenzellenfunktion).

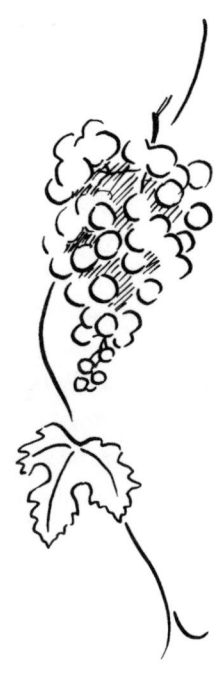

Schon im Mittelalter galt in unseren Breiten: »In der Küche war das Traubenkernöl nicht wegzudenken« (Winfried Heinen, Produzent).

Verbrauchertip

Im Handel angeboten wurden bis vor kurzem praktisch nur raffinierte Produkte, erzeugt durch Lösungsmittelextraktion und nachfolgende Raffination. Im Rohzustand galt das Öl als ungenießbar. Die *Bioflavonoide* und *Procyanidine* überstehen eine solche Verarbeitung jedoch nicht. Vorsicht also vor »preiswerten« Billigimporten.

Seit Frühjahr 1998 wird – weltweit möglicherweise exklusiv – ein natives, kaltgepreßtes Produkt aus deutscher Herstellung angeboten (erhältlich teilweise über den Feinkosthandel und die Badische Winzergenossenschaft).

Walnußöl

Etwas für Feinschmecker ist das hellgelbe Öl aus den Früchten des auch bei uns heimischen Walnußbaums (*Juglans regia*). 15 Jahre dauert es, bis ein Baum wirklich reiche Früchte trägt – und ein halbes Jahrhundert verstreicht, ehe er seine volle Produktivität erreicht. Das aus den Nüssen gewonnene Öl ist wohlschmeckend, nussig, mild und wird besonders in der französischen Küche geschätzt.

Seine Bedeutung erschöpft sich jedoch nicht im Gaumenkitzel. Bemerkenswert ist beispielsweise der erstaunlich hohe Gehalt an *mehrfach ungesättigten Fettsäuren* (72 Prozent).

Früher erfolgte die Einordnung als »Nervenkost« allerdings aufgrund der Signaturlehre (Ähnlichkeit mit dem menschlichen Gehirn). Heute liegen ihr exakte Laboranalysen zugrunde (*B-Vitamine, Phosphor, Lecithin, hochungesättigte Fettsäuren*). Zu den *Besonderheiten* des Walnußöls zählt seine ausgeprägte »fungizide«, also gegen Pilze gerichtete Wirkung. Außerdem desinfiziert es sehr gründlich, was auch bei der Hautpflege von Nutzen ist. Bislang wird Walnußöl allerdings nur in vergleichsweise geringen Mengen produziert.

Aufgrund seines hohen Anteils an mehrfach ungesättigten Fettsäuren gilt Walnußöl nicht zu Unrecht schon seit alters her als »ideale Nervennahrung« (Dr. med. E. Schneider).

Verbrauchertip

Vorsicht! Oft handelt es sich um »*raffinierte*« Ware, also um Öl, das durch den Herstellungsprozeß weitgehend seiner gesundheitstragenden Gehalte und Eigenarten beraubt ist. Manchmal wird auch hochwertiges Öl mit solchen raffinierten Auszügen »gestreckt«. Wirklich kaltgepreßtes, naturbelassenes Walnußöl ist im Reformhaus erhältlich (Vitaquell). Entsprechende Produkte, nativ, unraffiniert und überdies aus Öko-Anbau, gibt es im Bioladen.

Küchentip

Bestens geeignet für alle Salate, Suppen und Soßen sowie für Süßspeisen und Gebäck, Cremefüllungen, Desserts u.ä. Auch für das Walnußöl gilt: Rasch aufbrauchen und sorgfältig aufbewahren, denn es verdirbt (oxidiert) relativ schnell.

Weizenkeimöl

Weizenkeimöl gab gewissermaßen das Startsignal für die systematische wissenschaftlich-medizinische Erforschung und Nutzung der Öle zu (innerlichen) Heilzwecken bzw. zur Gesundheitsvorsorge. Schon früh erkannte man seinen hohen Gehalt an *Vitamin E*, einem Wunderstoff der Natur und der Ernährungsmedizin. Das Weizenkeimöl ist in dieser Hinsicht Spitzenreiter unter allen Speiseölen. Ein Kilogramm enthält nicht weniger als ungefähr 2,5–3 Gramm des Vitamins. Außerdem weist das Öl noch sehr viele verschiedenartige Fettbegleitstoffe sowie *B-Vitamine* und diverse Enzyme auf, was es zu einer idealen Nahrungsergänzung und zu einer wirklichen »Arznei« macht.

Für die Verwendung in der Hautpflege sollte man Weizenkeimöl mit anderen hautfreundlichen Ölen mischen, da das Keimöl pur nicht gerade sehr schnell von der Haut aufgenommen wird.

Botanik

Gewonnen wird das Öl aus dem Weizen (*Triticum aestivum*), und zwar nur aus dessen Keimen, die etwa drei Prozent des gesamten Korngewichts ausmachen. Dieser winzige Keim ist der bei weitem wertvollste Bestandteil des Weizens. Er hat einen wechselnden Ölgehalt von etwa 7–12 Prozent mit vornehmlich *Linol-* und *Linolensäure*.

Kein Wunder, daß man den Weizenkeim deshalb auch als »Gold der Naturkost« bezeichnet hat – was vor allem für das goldfarbene Öl, frisch aus der Schneckenpresse, zutrifft. Weizenkeimöl gilt als besonderes »Fitneßöl« und verbessert »Körperkraft, Ausdauer, Reaktionszeit« (Dr. Burgerstein). Es enthält viele weitere wertspendende Inhaltsstoffe wie etwa *Xanthophyll*, einen fettlöslichen Farbstoff aus der Gruppe der so segensreichen *Sekundären Pflanzenstoffe* (beste Vorbeugung gegen Krebs und Herzinfarkt). Weizenkeimöl kräftigt das Immunsystem und sorgt für eine bessere Durchblutung der Körpergewebe. Seine Wirkstoffe erhalten das Bindegewebe frisch und elastisch. Dies liegt sicher auch an den reichlich enthaltenen, sogenannten unverseifbaren Substanzen, denen für die Jungerhaltung der Haut eine besondere Bedeutung zukommt. Weizenkeimöl eignet sich deshalb ganz vorzüglich für äußerliche, pflegende und dermatologisch-therapeutische Anwendungen.

Küchentip

Bestens geeignet für vegetarische Speisen, also frische Salate oder Gemüsegerichte (erst nach dem Garen zusetzen).

WEGWEISER ZU DEN ÖL-KOSTBARKEITEN

Spezialöle wie Bucheckern-, Sanddorn- oder Aprikosenöl eignen sich auch hervorragend zum Verschenken.

In unserem »Lexikon der heilenden Öle« findet sich so manche Spezialität, die Sie kaum im Supermarkt um die Ecke erstehen werden können. Deshalb unser Tip: Begeben Sie sich auf weniger »ausgetretene« Einkaufswege. Lassen Sie sich beispielsweise im Reformhaus oder Naturkostladen sowie in speziellen Drogerien beraten (Anschriften der entsprechenden Verbände finden Sie im Anhang des Buches). Oder sprechen Sie kleinere Ölmühlen direkt an. Dort verfügt man zwar über ein bestimmtes Standardsortiment an handelsgängigen Ölen, darüber hinaus werden aber – je nach Nachfrage und Rohstoff-Situation – noch zusätzlich Spezialöle gepreßt und unter »Insidern« vertrieben. Dies gilt z. B. für Bucheckernöl, Sanddorn-, Aprikosen- oder Traubenkernöl. Solche Öle – in kleinen Portionsfläschchen angeboten – eignen sich sowohl als reizvolles Geschenk für gesundheitsbewußte Freunde und Bekannte wie auch zum Experimentieren im Hinblick auf Frischkostgerichte (Salate) und kosmetisch-therapeutische äußerliche Anwendungen.

III.
Das Handwerkszeug der Öl-Naturapotheke

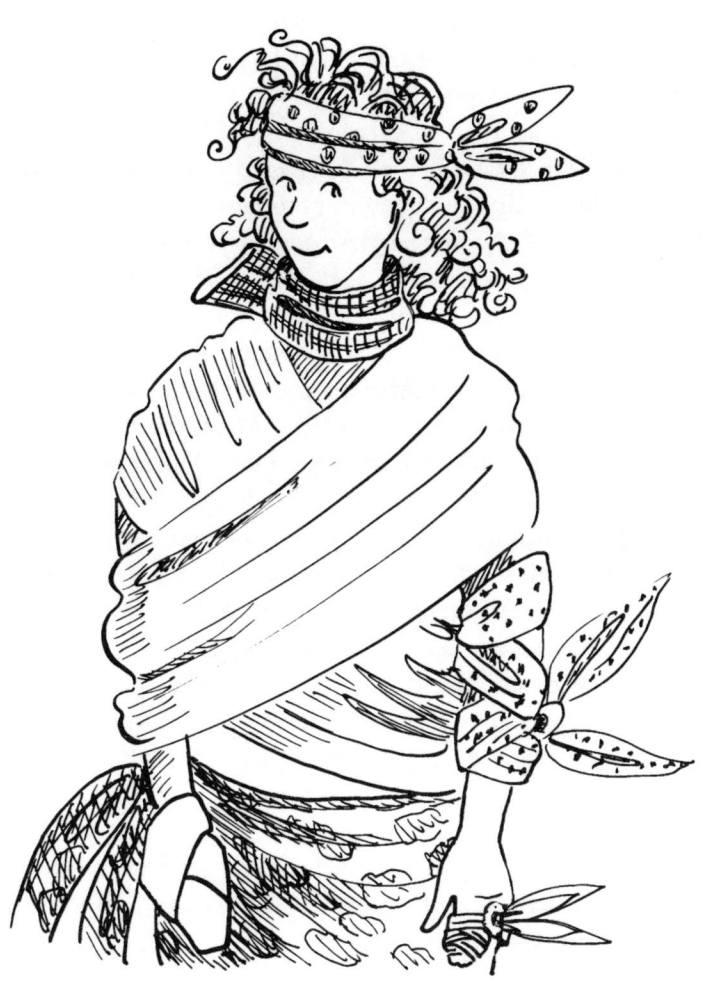

Massagen, Wickel & Co.
Methoden und Materialien

Massagen – Die Hand als Therapeutikum

Mit einem der wichtigsten therapeutischen Hilfsmittel der Öl-Heilapotheke sind wir alle natürlicherweise ausgestattet: der Hand. Eine Berührung allein kann schon heilsam sein und mitunter den Arzt ersetzen (»Handauflegen«, Reiki).

Wie man aus der fernöstlichen Philosophie und Medizin weiß, bewirkt der Druck bei Massagen und Reflexzonenbehandlungen nicht nur die Anregung von Stoffaustausch-Prozessen. Vielmehr lassen sich dadurch Energieströme im Körper des Menschen beeinflussen. Davon abgesehen sind Massagen wichtig für die Belebung der Peripherie des Körpers: Unsere Haut ist zwar die Begrenzung des Organismus gegenüber der Umwelt, wird aber hauptsächlich von innen versorgt. Nährstoffe und Sauerstoff haben also einen langen Weg bis zum »Außenposten«. Massagen vermitteln unmittelbare Reize, die zu einer besseren Durchblutung der Gewebe führen. Dadurch wird die Sauerstoffversorgung verbessert, eine der Grundvoraussetzungen für die Hautgesundheit und ein anhaltend jugendliches, elastisches Bindegewebe. Massagen gehören daher zu den zentralen Anwendungen, ob nun partiell, punktuell an bestimmten Körperstellen oder als Ganzkörpermassage.

Man beachte dabei: Alle Massagemaßnahmen sind eher »Berührungen« als gewaltsame »Griffe«, was natürlich vor allem für Gesichtsmassagen gilt. Der Druck sollte zurückhaltend, einfühlsam einwirken.

Verwendet werden für solche Massagen insbesondere Öl-Mischungen nach Rezepturen, wie sie in diesem Buch vorgestellt und beschrieben werden.

Der Kreislauf der Lebensenergie wird über sensible Areale der Hautoberfläche gesteuert, und durch die Stimulation solcher Punkte können reflektorische Fernwirkungen in und an Organen hervorgerufen, initiiert, auf den Weg gebracht werden.

> *Faustregel beim Mischen von Ölen und Essenzen (ätherischen Ölen)*
> Zu 50 ml Öl-Grundlage (Basis- oder Trägeröl) nimmt man bis zu 20 Tropfen ätherisches Öl sowie ggf. noch zusätzlich fette Öle je nach gewünschtem Effekt.

Hitliste der Trägeröle

- Avocadoöl (wirkstoffreich)
- Mandelöl – mild, leichte und zügige Aufnahme durch die Haut, relativ preisgünstig
- Weizenkeimöl (Vitamin E!)
- Jojobaöl (für jede Haut gut)
- Haselnußöl – zieht äußerst schnell in die Haut ein; vorzüglich geeignet für vielfältige kosmetische Anwendungen
- Traubenkernöl (ein ganz ungewöhnliches »Nähr«-Medium für die Haut!)
- Sonnenblumenöl (entgiftend, preiswert)
- Olivenöl (mit vielen Begleitstoffen)

Johanniskrautöl & Co.
Spezial-Heilkräuteröle selbstgemacht

Freunde der heilkräftigen Pflanzen von Feld, Wiese und Wald werden solche Anwendungen besonders zu schätzen wissen. Dabei setzt man ein Trägeröl mit einer Handvoll Heilkräuter (am besten frischgepflückt) an, so daß die enthaltenen fettlöslichen Bestandteile sich mit dem Öl verbinden. Das beliebte und vielseitig verwendbare Johanniskrautöl gibt es fertig in der Apotheke zu kaufen. Wenn man sich ein klein wenig Mühe zu machen bereit ist, kann man es jedoch auch selbst herstellen. Dazu nimmt man »zu Johanni«, also ca. Ende Juni, auf einen Liter Olivenöl etwa drei Hände voll Johanniskraut-

Zutaten:
- *1 Liter Olivenöl*
- *etwa 3 Hände voll Johanniskrautblüten (Hypericum perforatum)*

blüten (*Hypericum perforatum* – gut gewaschen und gründlich abgetrocknet). Das Ganze verwahrt man zwei Wochen in einem fest verschlossenen Gefäß und läßt es dabei möglichst lange an der Sonne stehen. Das ist nicht optimal für das Öl, aber unerläßlich für das Gelingen der Mischung. Danach kommt nochmals eine entsprechende Portion Heilkraut dazu. Nach wenigen Tagen stellt sich die für das Johanniskrautöl typische, intensiv-rote Färbung ein. Nun gibt man das Öl-Kräutergemisch durch ein sehr feines Sieb oder einen Filter. Das Öl steht mindestens ein Jahr lang für vielfältige, vor allem äußerliche therapeutische Anwendungen zur Verfügung.
Vorsicht: Johanniskrautöl macht die Haut gegenüber dem Sonnenlicht empfindlicher (Photosensibilität). Also nach dem Auftragen des Öls nicht sonnenbaden.

Sehr beliebt in der Hautpflege ist auch Calendulaöl. Es wird nur äußerlich angewendet und gilt als typische Wundsalbe, beispielsweise auch bei Krampfadern und Hämorrhoiden.

Ähnlich kann man mit anderen Heilkräutern oder daraus bereiteten Gemischen verfahren (z. B. Kamille, Ringelblume = Calendula). Die verwendeten Pflanzenteile müssen dazu in der Regel nur mit dem Öl übergossen werden und in einem geschlossenen Gefäß ein paar Wochen lang auf der Fensterbank ziehen, wobei es sich empfiehlt, die Mischung gelegentlich gut durchzuschütteln. Nach dieser Zeit ist das Kräuter-Spezialöl, wiederum nach dem Filtrieren, gebrauchsfertig.

Alternativ: »Dunkel-Ölauszüge« aus Kräutern

Licht, Luft und Wärme sind bekanntlich Feinde hochwertiger Fettsäuren. Viele Kräuteröle lassen sich folglich besser im Schutze der Dunkelheit bereiten (gelingt nicht so gut bei Johanniskrautöl). Wir ergreifen deshalb Partei für diese Methode: Setzen Sie einfach *Oliven-*, *Sesam-* oder *Sonnenblumenöl* mit frischen oder getrockneten Kräutern an (man kann auch frischen Knoblauch nehmen), und lassen Sie das Ganze etwa zehn Tage kühl und dunkel stehen. Dann das Gemisch durch einen Filter (am besten ein etwas gröberes Tuch) geben und am Schluß die zurückbleibenden, ölgetränkten Pflanzenteile gut auswringen, damit nichts von der heilsamen Kräutermitgift

Die Heilkräuter für die Herstellung von Ölen sollten am besten frischgepflückt sein.

Die Herstellung von »Dunkel-Ölauszügen« aus Kräutern

verlorengeht. Wer ganz sicher gehen möchte, kann auch gleich noch etwas Vitamin E zur natürlichen Konservierung zugeben.

Als Spezial-Heilkräuteröl von besonderer Bedeutung gilt in jüngerer Zeit vor allem das *Aloe-vera-Öl*. Hierbei handelt es sich um kein originäres Öl, das aus Samen oder anderen Teilen des Gewächses gewonnen wird. Auch in diesem Fall vermischt man Pflanzenextrakte, Gelee oder verflüssigte Trockenextrakte der Heilpflanze mit Öl (vorzugsweise Mandel- oder Olivenöl). Aloe vera selbst ist eine Wüstenpflanze und schon seit Urzeiten bekannt. Erste schriftliche Erwähnungen reichen 3500 Jahre zurück. Man weiß, daß die berühmten ägyptischen Königinnen Nofretete und Kleopatra – beide für ihre Schönheit bekannt – entsprechende Salben zur Körperpflege verwendeten.

Die enthaltenen Wirkstoffe fördern die Hautregeneration nach Verletzungen und die Zellneubildung ganz allgemein (Akne, Brandwunden-Nachbehandlung). Mit ausschlaggebend dafür ist sicherlich auch die nachweisbare antibiotische Wirkung.

Ebenfalls im Trend: Öle mit den Wirkstoffen aus *Algen*. Sie halten die Hornschicht der Haut geschmeidig und verbessern ihre Elastizität. Zu diesem Zweck löst man Extrakte aus den Meerespflanzen in Öl auf. Solches Algenöl gibt es inzwischen im Fachhandel. Man kann es als Basis für die Herstellung eigener pflegender und therapeutischer Massagemittel verwenden.

Verbrauchertip

Auch Massageöle sollten immer in dunkle Gefäße abgefüllt sowie kühl und gut verschlossen gelagert werden.

Mancher Anwender wird aber Salben bevorzugen, was etwa bei der Versorgung von Wunden oft praktischer ist. Als Grundlage für eigene Salbenzubereitungen kann man beispielsweise entzündungswidrige Zinksalben oder Neutralcremes (Apotheke) sowie besonders schonende Kamillensalben (Reformhaus) verwenden.

Grundrezept: 50 ml Neutralcreme/Salbengrundlage und 15 bis 20 Tropfen Aromaöl und ggf. etwas therapeutisches (fettes) Öl.

Grundrezept:
▶ 50 ml Neutralcreme/Salbengrundlage
▶ 15 bis 20 Tropfen Aromaöl
▶ gegebenenfalls etwas therapeutisches (fettes) Öl

Ein Segen für sich: Hautbalsame

Nur wer seine Cremes, Salben, Massageöle selbst zur Gänze aus hochwertigen, volldeklarierten Rohstoffen fertigt, weiß allerdings hinreichend genau, was wirklich drin ist. Hier deshalb das Grundrezept für eine Pflegecreme, die nach Belieben und jeweils besonderen Hautbedürfnissen variiert werden kann.

Grundrezept für Hautbalsam

Grundrezept:
- *8–10 g Bienenwachs*
- *30 ml Haselnuß- oder Mandelöl*
- *1–2 Kapseln Vitamin E*

Die angegebenen Mengen können auch etwas variiert werden, je nachdem, welche Konsistenz man dem Balsam verleihen möchte. Außerdem regiert jedes Öl anders mit dem Verfestiger Bienenwachs.

▶ Man nimmt dazu etwa 8–10 g Bienenwachs als Verfestiger und Konsistenzgeber und erwärmt dieses im Wasserbad mit 30 ml Haselnuß- oder Mandelöl (ggf. auch Jojobaöl, Weizenkeimöl oder Avocadoöl). Die angegebenen Mengen können auch etwas variiert werden, je nachdem, welche Konsistenz man dem Balsam verleihen möchte. Außerdem regiert jedes Öl anders mit dem Verfestiger Bienenwachs.

▶ Alles gut verrühren und erkalten lassen. Um das Ganze stabiler gegen Verderb zu machen, gibt man noch etwas Vitamin E dazu (z. B. den Inhalt von einer oder zwei Kapseln).

▶ Diese Grundrezeptur wird dann durch ätherische Öle (in der Hauptsache) oder fette therapeutische Öle (z.B. Hanföl, Schwarzkümmelöl, Nachtkerzen- oder Borretschöl) ergänzt, je nachdem, welche Wirkung man anstrebt.

Beispiel für eine therapeutische Variante: Wenn die Masse (Basisöl und Bienenwachs) geschmolzen ist, träufelt man jeweils in kleinen Portionen 20 ml Rosenwasser hinzu und rührt dabei ständig um, während das Ganze allmählich erkaltet. Parallel fügt man noch einige wenige Tropfen ätherisches Öl bei (z. B. Teebaum- oder Manukaöl wegen der desinfizierenden Wirkung). Die Creme wird im Kühlschrank aufbewahrt und kann etwa 10 Tage oder etwas länger verwendet werden.

Kleines Lexikon der Salben-Rohstoffe

Alles fließt – dies gilt besonders für das Öl. Manchmal ist eine solche Eigenschaft jedoch nicht erwünscht – so im Falle von Salben. Hier benötigt man »Konsistenzgeber«, Verfestiger – und auch dabei vertraut man am besten auf die Natur.

Bienenwachs

Eine der beliebtesten Zutaten in naturkosmetischen und volksmedizinischen Salben-Anwendungen, hergestellt aus den eingeschmolzenen Waben der sprichwörtlich fleißigen Völker. Bei Zimmertemperatur fest, wird das Wachs doch allein schon durch Körperwärme verformbar. Die bräunlich-gelbe Substanz duftet angenehm, reizt die Haut kaum, und man braucht nur sehr geringe Mengen zur Verfestigung der Ölgrundlage.

Cetylalkohol

Trotz des etwas verwirrenden Namens handelt es sich dabei um eine Art Wachs (erhältlich in Apotheken, bestimmten Drogerien). Es vermag Cremes ein relativ festes Gepräge zu verleihen und bietet somit dem Verbraucher eine zusätzliche Variationsmöglichkeit. Sie sollte vor allem von jenen ergriffen werden, die Freude an der Selbstbereitung von Kosmetika und heilenden Salben gewonnen haben.

Cremaba HT

Von Jean Pütz (»Hobbythek«) und seinem Team entwickelte Basiscreme für vielfältige Salben-Eigenkreationen. Dieser Grundlage – sie besteht aus natürlichen Emulgatoren (*Phospholipiden*) sowie natürlichen Fetten und Ölen, die nicht ranzig werden – kann man problemlos und ohne Aufwand viele weitere Zutaten, wie ätherische oder fette Öle sowie aufwertende Inhaltsstoffe (Vitamin A und E, bestimmte Mineralien u. ä.) beifügen. Cremaba enthält nur etwas Alkohol, jedoch keine künstlichen Konservierungsmittel.

Cremaba ist in speziellen Fachgeschäften erhältlich (Spinnrad, siehe Adreßanhang).

Kakaobutter

Heute ist die Kakaobutter nicht nur unentbehrlich für Schokolade und beliebte Getränke. Sie enthält auch ein wertvolles Fett, das sich vorzüglich als »Konsistenzgeber« für Cremes eignet.

Die Kakaobohne war schon eine der Lieblingspflanzen der Azteken und wurde von ihnen für vielfältige Heilzwecke eingesetzt. Die aus der Bohne nach dem Schälen und Rösten gepreßte »Butter« schmilzt erst bei 32–34 °C und zeichnet sich durch ihre Haltbarkeit aus, wird also nicht so schnell ranzig. Praktiker empfehlen, den Salben- und Creme-Anwendungen maximal vier Prozent davon beizumischen. Das hellgelbe Pflanzenerzeugnis wirkt fettend auf die Haut und zieht gut ein. Es eignet sich besonders für die empfindliche Haut, sorgt dafür, daß sie weich bleibt und schützt damit beispielsweise vor dem Auftreten von Dehnungsstreifen im Verlauf der Schwangerschaft. In Polynesien gilt die Kakaobutter als »Geheimnis für samtene, zarte Haut«.

Lanolin (= Wollwachs)

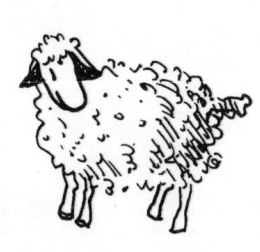

Aus dem Fett von Schafwolle hergestellter Grundstoff für kosmetische und dermatologische Anwendungen. Die kräftig gelbliche Salbe gibt es in Apotheken als *Lanolin anhydrid* zu kaufen. Der charakteristische Eigengeruch ist allerdings nicht jedermanns Sache. Außerdem kann das Wachs mit bedenklichen chemischen Rückständen belastet sein, wie Tests ergeben haben. Schafe werden nämlich gegen Ungeziefer- und Parasitenbefall regelmäßig mit Pestiziden eingesprüht. Wenn also Lanolin, dann nur rückstandskontrollierte Ware!

Rosenwasser, Orangenwasser

Keine Konsistenzgeber, aber doch beliebte Zutaten zu Naturpflegeprodukten. Bei solchen sogenannten Aquarômen handelt es sich um aromatische Wässer (Hydrolate), die bei der Wasserdampfdestillation von ätherischen Ölen anfallen. Man verwendet sie in Cremes anstelle von destilliertem Wasser. Am beliebtesten sind die beiden aufgeführten Aquarôme; daneben gibt es aber noch viele zusätzliche reizvolle Duftnoten (Bezug über Aromatherapie-Fachhandel, Apotheken).

Sheabutter

Das Fett aus einer Tropenfrucht enthält, in dieser Hinsicht vergleichbar mit Avocado- und Weizenkeimöl, die höchste Konzentration an unverseifbaren Substanzen, denen für die Hautregeneration und Bewahrung jugendlicher Flexibilität große Bedeutung zukommt. In diesem speziellen Falle handelt es sich um eine Art Harz (Triterpen-Alkohole u. ä.). Hergestellt wird das Pflanzenfett aus den sehr nahrhaften Früchten des in Zentralafrika beheimateten Sheanuß-Baumes (*Butyrospermum Parkii Kotschy*). Im Handel läuft das Produkt unter Shibutter oder Sheabutter. Sie eignet sich besonders gut als Grundlage und »Konsistenzverleiher« für Cremes und Salben.

Sheabutter – verarbeitet zu Salben und Cremes – soll ganz vorzügliche Dienste als problemlose Vorbeugemaßnahme gegen das Auftreten von Schwangerschaftsstreifen leisten.

Walratersatz

Das Walrat, ein tierisches Wachs, wurde einst aus den Stirnhöhlen erlegter Pottwale gewonnen. Es galt lange Zeit als Schönheits-Geheimtip im Hinblick auf die Hautpflege. Die Wale sind inzwischen glücklicherweise geschützt, das Wachs ist jedoch immer noch zu haben – und zwar als chemisch gleichartiges, dem natürlichen Wunderstoff getreu nachgebildetes Produkt. Dieses dient bei vielfältigen Creme- und Salbenzubereitungen als Grundlage. Empfehlenswert ist, den Walratersatz-Anteil bei Cremes auf 3 Prozent zu begrenzen, damit diese beim Aufbewahren nicht zu fest werden (die Substanz dickt mit der Zeit etwas ein).

Zinksalbe

Sie ist kein eigentlicher »Rohstoff«, sondern bereits eine gebrauchsfertige Creme, kann aber die Basis für zusätzliche therapeutische Anwendungen bilden. Zinksalbe an sich hat schon fördernde Einflüsse beispielsweise auf die Wundheilung oder (verminderte) Narbenbildung. Dafür bürgt der Namensspender, das Zink. Das Spurenelement ist nämlich für den Zellstoffwechsel unserer Haut unerläßlich. Zinksalben werden in vielen Apotheken noch heute frisch zubereitet. Wer wenig Zeit hat oder nicht willens ist, viel davon in die Eigenproduktion von hausgemachten Pflege- und Therapiemitteln zu investieren, kann diese Fertigsalbe bequem mit weiteren wertgebenden Zutaten anreichern (ätherische Öle, fette Öle, Vitamin E u. ä.).

Neu: Reibemassagen

Sie sind eine »Inspiration« aus dem Fernen Osten, speziell der Ayurveda-Medizin.

Bei solchen Anwendungen (»Udvarthana«) verwendet man Gemische aus Öl und Getreide bzw. Samen. In diesem Fall steht nicht das entspannende, beruhigende, besänftigende Erlebnis im Vordergrund, sondern die stimulierende Wirkung. Der gesamte Stoffwechsel kommt dadurch auf Touren, und zwar über die Haut und die Organe bis in die letzte Körperzelle. Auch die Entgiftung oder ganz allgemein die Ausscheidung verbrauchter Substanz wird angestoßen. Dieser Vorgang ist vor allem wichtig für die »innere Hygiene« und Regeneration auf Zellebene und im Zwischenzellgewebe.

Reibemassagen empfehlen sich nach Erfahrungen der Ayurveda-Praktiker beispielsweise im Falle von Verschlackung (beim Zivilisationsbürger schon der Regel-Zustand) und Dickleibigkeit sowie als ergänzende, unterstützende Maßnahme bei Fasten-Reinigungskuren.

Streicht und reibt man dabei in Richtung Herz bzw. Leibesmitte, kommen solche Massagen einer leichten, schonenden Lymphdrainage gleich und können das Trockenbürsten ersetzen.

Kompressen

Darunter versteht man nasse – je nach Beschwerdebild warme oder kalte – Umschläge. Bei kolikartigen Zuständen werden sie heiß als Dampfkompresse angewendet.

Tip: Für Kompressen und kleinere Wickel lassen sich ganz unkompliziert auch Geschirrtücher (statt der üblicherweise empfohlenen Leinentücher) verwenden. Abdecken kann man solche heilungsfördernden Auflagen am besten mit Hand- oder Badetüchern. Auf diese Weise hat man sofort eine ausreichende »Ausrüstung« für sanfte Selbstversuche zur Hand. Noch einfacher: Nehmen Sie für kleinere Anwendungen einen Waschlappen oder ein Stoff-Taschentuch. Diese sind einfach wieder zu säubern, wodurch es leichter fällt, die Kompressen häufig (dreimal am Tag und öfter) zu erneuern.

Ursprünglich waren Kompressen reine Wasseranwendungen. Neuerdings neigt man stark dazu, ihre Wirkung durch Kräuter-, Heilerde- oder Ölzusätze zu intensivieren.

Wickel

Feuchte Umschläge um den Leib. Sie können kalt, leicht temperiert oder auch heiß vorgenommen werden und sind dreilagig aufgebaut: Ein nasses, jedoch gut ausgewrungenes Leinentuch – z. B. zweifach längs zusammengelegt wie beim Prießnitz-Umschlag – liegt dicht und faltenlos auf der Haut auf. Abgedeckt wird zuerst mit einem Zwischentuch (ebenfalls Leinen- oder Baumwollstoff), und darüber kommt schließlich noch ein warmes Wolltuch. Als Anwendungsdauer empfiehlt sich beim kalten Wickel etwa eine Viertelstunde oder etwas mehr. Wärmestauende und schweißtreibende Wickel können durchaus bis zu zwei Stunden dauern.

Der Wickel kann großflächig um den ganzen Leib angelegt werden (Ganzwickel, praktiziert z. B. innerhalb der Schroth-Kur) oder auf erkrankten Körperpartien wie Brust, Armen oder Beinen. Vielfältige weitere Variationsmöglichkeiten ergeben sich durch Zusätze von Kräutermischungen, Essig oder Peloiden (z. B. Fango, Lehm) sowie »Packungen« mit Quark oder Kartoffeln (speichern Wärme). Dieses Repertoire wurde besonders in jüngerer Zeit durch Anwendungen erweitert, bei denen therapeutische Öle für zusätzliche Heilimpulse sorgen.

Badekuren zu Hause

Kurzanleitung für Vollbäder, heiß

- Wassertemperatur: 38-42 °C.
- Dauer: Höchstens 15 Minuten.
- Badezusätze: Emulsionen aus fetten Ölen, ätherischen Ölen (letztere tropfenweise).

Bei Badekuren befindet sich der ganze Körper bis zum Hals unter Wasser, und man läßt so die Wärme und die zusätzlichen stimulierenden Faktoren aus Heilpflanzen oder bestimmten Ölen auf den Organismus einwirken.

Badekuren wirken wohltuend auf Körper und Geist.

Als Emulgatoren für Fette (machen sie wasserlöslich) können dienen:

- Vorzugsweise Lecithin (der eigentliche Emulgator in biologischen Systemen, am besten als Flüssiglecithin verwenden, Fachhandel)
- Sahne (2 EL)
- Milch
- Honig

Badezusätze lassen sich auch mit Heilerde zubereiten. Für eine Anwendung nimmt man davon etwa 2 EL und gibt ungefähr 12–15 Tropfen verschiedener ätherischer Öle hinzu (bei Erkältungen z. B. Teebaum-Zypresse-Fichtennadeln).

Eine weitere Variationsmöglichkeit sind Badezusätze auf der Basis von Obstessig und Öl. Auch hiervon verwendet man pro Bad 2–3 EL und fügt Öle/Essenzen in geringen Quantitäten zu. Das Ganze wird gründlich vermischt dem warmen Badewasser beigegeben.

> *Kleine Bade-Essenz-Kunde nach Pfarrer Sebastian Kneipp*
> *(jeweils ätherische Öle)*
>
> ▶ Entspannend wirken z. B. Melisse, Anis, Fenchel
> ▶ Leicht anregend wirkt Lavendel.
> ▶ Stärker aktivieren Rosmarin, Pfefferminze.
> ▶ Eine Wohltat für die Atemwege sind Kiefern- und Fichtennadel.
> ▶ Bei Erkältungen greife man bevorzugt zu Eukalyptus, Thymian, Salbei, Kiefern- und Fichtennadel. Oder auch zu Anis, Fenchel und Pfefferminze.
> ▶ Rheumabeschwerden, Muskelschmerzen lindern Rosmarin, Wacholderbeeren, Salbei.
> ▶ Besonders hautfreundlich im Falle von Wunden und zur Hautstraffung geeignet sind Zedern, Zypresse, Niaouli.

Melisse, Anis, Fenchel fördern z. B. einen gesunden, tiefen Schlaf; bauen Streß, Hektik, Nervosität, Anspannung, Angst ab und entkrampfen.

Inhalationen

Hierbei nimmt man nur ganz wenige Tropfen ätherischer Öle pro Anwendung, gibt diese in heißes Wasser und atmet die Dämpfe ein – immer nur für kurze Zeit und bei geschlossenen Augen.

Haar-Shampoo

Dafür nimmt man als Grundlage ein pH-neutrales Haarshampoo (Drogerie, Apotheke, Reformhaus) und ergänzt dieses pro 100 ml mit maximal 15 Tropfen der gewünschten Wirksubstanzen (meist ätherische Öle).

Besondere Hilfsmittel bei der Eigenfabrikation von Pflegemitteln und volksmedizinischen Anwendungen

Grundrezept: Zäpfchen

10 ml eines Trägeröls (vorzugsweise Mandel-, Haselnußöl; möglich ist aber auch Sonnenblumenöl) werden zusammen mit Kakaobutter (20 g) im Wasserbad erhitzt. Dabei schmilzt die Kakaobutter, und die Fette vermischen sich gründlich. Während des Abkühlens dieser jetzt einheitlichen Masse gibt man geeignete ätherische Öle (immer nur wenige Tropfen) zu, je nach gewünschtem Effekt (entzündungshemmend, gewebestärkend, krampflösend, entspannend, abführend u.ä.). Das erstarrte Gemisch formt man danach zu einzelnen Zäpfchen, verpackt sie separat in Alufolie und bewahrt sie im Kühlschrank auf. Es gibt auch spezielle Einweg-Zäpfchenformen im Fachhandel (Spinnrad-Drogerien siehe Adreßanhang).

Neu: Das Ölziehen oder Ölsaugen

Bekanntgeworden ist dieses Verfahren in Deutschland vor allem durch Dr. Veronica Carstens und ihre Fördergemeinschaft NATUR und MEDIZIN.

Kaum ein anderes neueres Verfahren machte in den vergangenen Jahren auf dem Sektor der Selbstbehandlung und Naturheilkunde so viel Furore wie das Ölsaugen.

Konkret geht es dabei um folgendes: 1 EL Pflanzenöl, und zwar vorzugsweise Sonnenblumenöl, soll nach G.P. Malachow im vorderen Teil des Mundes gewissermaßen wie ein Bonbon gelutscht werden, und zwar über einen Zeitraum von etwa einer Viertelstunde oder mehr. Das »Kauen«, Ziehen oder Lutschen erfolgt leicht, nebenbei, ohne große Anstrengung. Während dieses Prozesses verändert sich das Öl, vermischt sich intensiv mit dem Speichel, wird dünnflüssig. Ist dies eingetreten, dann spuckt man das weißlich-milchige Gemisch aus. Nach Auffassung der Schöpfer, Entdecker oder Überlieferer dieser offenbar alten volksmedizinischen Methode, hat das Öl nunmehr nach dem Saugen sehr viele Giftstoffe gebunden und darf deshalb nicht geschluckt werden. Auf dieser vermuteten entgiftenden Wirkung sollen auch die beobachteten Therapieerfolge beruhen.

Die dem Ölkauen zugeschriebenen positiven Effekte sind weitreichend und beziehen sich sowohl auf »Zipperlein« und Bagatellerkrankungen wie auf schwere chronische Leiden. In der Praxis hat man auf jeden Fall erstaunliche Heilwirkungen beobachten können, vor allem im Hinblick auf eine verbesserte Infektabwehr und bei ansonsten hartnäckigen Erkrankungen wie z. B. Nasennebenhöhlen-Entzündungen u. ä. Auch das Auftreten von Herpesbläschen und Aphthen kann damit auf einfache und wirksame Weise bekämpft werden. Weiter unten wird auf die wichtigsten und vielversprechendsten Möglichkeiten im einzelnen noch konkret und ausführlich eingegangen.

Die Liste der Erfolgsberichte reicht von Bronchitis über Zahnschmerzen, Arthrose, Ekzeme, Magengeschwüre bis zu Frauenleiden. Lebererkrankungen und Blutkrankheiten soll vorgebeugt werden.

Die ayurvedische Mundspülung mit Sesamöl

Erst als man sich bei uns mit dem Ölkauen intensiver zu beschäftigen begann, wurde bekannt, daß eine ähnliche Technik schon seit langem fester Bestandteil der ayurvedischen Gesundheitspflege ist, dort bekannt als »Gandhusa«.

Verwendet wird dabei Sesamöl, und zwar in »gereifter« Form. Dazu wird es einmal auf etwa 110 °C erhitzt (kann auch »auf Vorrat« mit einer größeren Menge geschehen). Dies macht man im Ayurveda bei allen äußerlichen Anwendungen deshalb, weil das Öl dünnflüssiger und dadurch besser von der Haut aufgenommen wird. Die ayurvedische Mundspülung läuft etwas anders ab als das Ölkauen.

So gehen Sie dabei vor:

▶ 1 EL des gereiften Öls wird im Mund durch die Zähne gesaugt, und zwar für die Dauer von nur etwa drei Minuten.

- Bevor man das Öl wieder ausspuckt, wird gründlich gegurgelt, um die Mandeln und den tieferen Rachenraum zu reinigen. Diese Anwendung kann ein- oder zweimal wiederholt werden, jeweils mit frischem Öl.

Die ayurvedische Mundspülung wirkt entzündungshemmend im gesamten Mund- und Rachenraum

Effekt der ayurvedischen Mundspülung:

- Festigung des Zahnfleisches
- Verbesserung der Abwehrlage (Immunsystem) gegenüber Bakterien, Viren und Pilzen, die bevorzugt ihre Aufmarschwege über Mund und Rachen in den Körper nehmen
- Entzündungshemmung im gesamten Mund- und Rachenraum

IV.
Das große ABC der Öl-Apotheke

Hilfe bei Krankheiten und in besonderen Lebenslagen

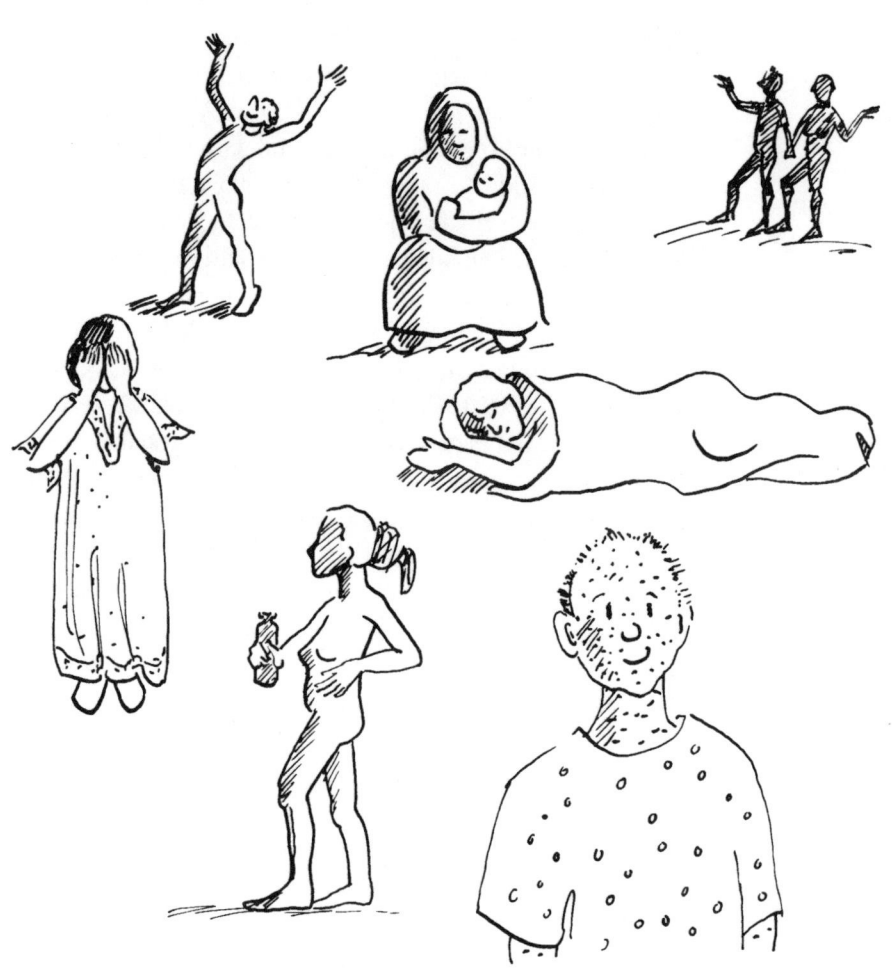

Heilen auf der ganzen Linie ...

... unter diesem Motto steht die Pflanzenöl-Naturapotheke. Denn Öle wirken innerlich wie äußerlich, sie beeinflussen den Stoffwechsel vorteilhaft wie auch die Psyche. Sie sind Balsam für Nerven und Haut, für die Verdauung, für den Rheumatiker und Allergiker. Pflanzenöle können Schmerzen lindern, das Immunsystem zu Großtaten animieren, Depressionen genauso vertreiben wie Pusteln oder Blähungen. Was dazu nötig ist, damit man sich diesen Segen aus Sämereien und Ölfrüchten für gesunde und vor allem kranke Tage zu erschließen vermag? Antworten darauf finden Sie im folgenden Naturrezept-Brevier mit seinen verschiedenartigsten Anregungen, Rezepturen (alle Zutaten sind im Text mit * hervorgehoben) und »Geheimtips«. Sie sollen auch »Lust auf Gesundheit« machen und den Leser ausdrücklich motivieren, selbst aktiv zu werden, auszuprobieren, eigene Ideen einzubringen. Es versteht sich von selbst, daß bei jeder ernstlichen Erkrankung ein Arzt konsultiert werden sollte.

Andererseits weiß man aber auch in der »Schulmedizin« sehr gut, daß es meist nicht die ärztliche Kunst ist, die heilt, sondern daß die im Verlauf der Behandlung eingetretene Besserung aus der Aktivierung der Selbstheilkräfte des Organismus resultiert. Diese zu wecken, ist die Domäne, das eigentliche Pfund der Naturheilkunde, mit dem Sie als Patient reichlich »wuchern« sollten. Das heißt jedoch auch: Sie müssen selbst etwas tun, um die Heilung zu fördern, und Sie können dies auch, wie eine Vielzahl von Rezepten aus der Öl-Naturapotheke belegt. Nur wer den Genesungsprozeß aktiv durch geeignete stimulierende Maßnahmen fördert, hält geradlinigen Kurs auf Gesundheit – und zwar dauerhaft. Als einen solchen »Fahrplan« in Richtung nebenwirkungsarme Gesundheitspflege in guten und manchmal auch unvermeidlich schmerzvollen Tagen verstehen Sie bitte die aufgeführten Rezepte. Sie sollen helfen und lindern, dem Geist Anregungen geben, dem Körper Anstöße. Das Werk der Heilung, Beseitigung von Schäden, Entschlackung, Entgiftung, Befreiung von Entzündungssubstanzen u. ä. nimmt der Organismus dann, wenn wir ihm keine Steine in den Weg legen, resolut selbst in die Hand.

Wer die Rezepte der Öl-Naturapotheke beherzigt, wird dabei auch entdecken, daß die Tips und »Tricks« der Volks- und Erfahrungsmedizin oftmals durchschlagendere Erfolge zeitigen als so manche hochgelobte klassische, teure und eingreifende medizinische Therapie.

Abszesse, eitrige Entzündungen

▶ Eine Rezeptur der Hildegard-Medizin empfiehlt bei Abszessen und Entzündungsherden, die mit Eiterbildung einhergehen, *Bienenwachswickel mit Olivenöl*.
Dazu braucht man etwas * Bienenwachs, das im Wasserbad schonend erwärmt wird, * Olivenöl, ein Leinentuch, Zellstoff, eine Binde.
So gehen Sie vor: Das Leinentuch wird mit dem warmen Bienenwachs getränkt. Darauf streicht man dann eine Schicht Olivenöl. Danach legt man das Tuch mit der bestrichenen Seite auf die schmerzenden, kranken Stellen.

Durch diese Maßnahme, so die Hl. Hildegard, »wird das Geschwür leichter erweicht«. Es bricht weniger schmerzhaft und mit geringerem Schaden auf, die »unguten Säfte« werden schonender herausbefördert und »die Heilung erfolgt mit geringeren Beschwerden«.

Verbrauchertip

Gereinigtes Bienenwachs besorgt man sich am besten im Fachhandel, also beim Imker direkt. Schlagen Sie dazu im Branchenbuch nach oder lassen Sie sich regional-lokale Adressen mitteilen vom *Deutschen Imkerbund e.V., Villiper Hauptstr. 3, 53343 Wachtberg, Telefon 0228/321006, Fax 321009.*

Abwehrschwäche

▶ Vorzüglich bewährt unter den therapeutischen Ölen hat sich in diesem Zusammenhang vor allem das *Schwarzkümmelöl*. Am besten nimmt man die Wirkstoffe in standardisierter Kapselform auf (3–6 Kapseln à ca. 0,5 g; dies entspricht etwas 1,5–3 TL des offenen Öls).

Akne

▶ Nach Adele Davis, Fachbuchautorin und erfahrene Aromatherapeutin, ist Lavendel »eines der wertvollsten Öle bei Akne«. Das Duftöl hemmt die »Vermehrung der Bakterien, die die Infektion ausgelöst haben, beruhigt die Haut und reduziert die übermäßige

Talgproduktion. Zudem vermindert es die Narbenbildung«. Als Grundlage für das *Hautöl mit Lavendelessenz* dient dabei * Mandelöl oder * Olivenöl. Hinzu fügt man einige Tropfen ätherische * Lavendelessenz und * Bergamotte.

▶ Zur Gesichtspflege bei Akne bietet sich beispielsweise an: * *Aloevera-Öl*. Diesem kann man zur Intensivierung der Wirkung noch einige Tropfen * Teebaumöl hinzufügen. Aloe-vera-Öl besteht aus Extrakten der Pflanze, die in einem Trägeröl gelöst vorliegen und so der Haut zugeführt werden. Das Öl ist dadurch reich an werthaltigen, hautnährenden Substanzen (bestimmte Eiweißkörper, Vitamine, Enzyme, Spurenelemente).

Aloe vera fungiert außerdem als mildes Antibiotikum und desinfiziert die Haut.

▶ Mit Erfolg praktiziert wurde auch bei Akne die innerliche Behandlung mit * *Schwarzkümmelöl* (Kapseln, darin bleibt das Öl am frischesten und ist vor Oxidation geschützt). Dies führt nach ärztlicher Beobachtung oft schon nach zwei Wochen zu merklichen Besserungen der Symptomatik. Solche Kapseln enthalten in der Regel 0,5 g Öl. Auch in diesem Fall sollten 3–6 davon täglich eingenommen werden. Schwarzkümmelöl trägt zur Umstimmung des (Fett- und Hormon-)Stoffwechsels und zur Regulierung der Erneuerungsprozesse in der Haut bei.

▶ Seit Jahrzehnten wird von »Insidern« bei Akne die *Formel F-Plus* nach Paavo Airola erfolgreich eingesetzt. Die Vorgehensweise finden Sie unter »Hautpflege, allgemein«.

▶ Ebenfalls aus der Volksmedizin stammt die Empfehlung von * *Walnußöl* (desinfizierende Wirkung) bei hartnäckigen Fällen von Akne. Alternativ dazu: * *Sanddornextraktöl*. In beiden Fällen äußerlich angewandt. Das Öl auftragen und die Reaktion der entzündlichen Hautpartien beobachten.

▶ * *Niembaumöl/Niembaumsalbe*. Im Ayurveda geht man davon aus, daß Hautstörungen durch übermäßige »Süße« des Körpers hervorgerufen werden (Fehlernährung!). Das natürliche Gegenmittel dazu sind Bitterstoffe. Deshalb griff und greift man auf die bittere Medizin der Niembaumanwendungen (äußerlich) zurück.

Allergien

(Volksmedizinische Tips zum Thema »Allergiebehandlung« finden Sie auch unter den Stichworten »Neurodermitis« oder »Heuschnupfen«.)

Spezial-Tip: Eine Kur für Haus und Boden

Am meisten zu schaffen macht den Allergikern ohne Zweifel das ungünstige Hausklima (Binnenklima in geschlossenen Räumen). In feuchter Wärme – allein schon die Anwesenheit von Menschen sorgt für viel »Dampf« – gedeihen Schimmelpilze und Hausstaubmilben bestens, und die Ausscheidungen und Stoffwechselprodukte dieser Kleinlebewesen erregen im Körper des Überempfindlichen mächtig Anstoß: Es kommt zu Hautausschlägen, Asthma, ewig »laufenden« Nasen usw.

▶ Ein hilfreicher Trick: Geben Sie etwas * *Teebaumöl* (ätherisches Öl) ins Wasser, wenn Sie den Boden aufwischen. *Faustregel:* 5 Tropfen oder etwas mehr pro Liter Wasser.

▶ Je großräumiger Sie diese »Kur« innerhalb des Hauses oder der Wohnung anwenden, desto besser. Die schonende Desinfektion ist besonders dort angesagt, wo man sich lange aufhält.

Gerade Schlafzimmer sollten bei Allergikern nicht mit Teppichböden ausgelegt und so eingerichtet sein, daß auch die äußersten Winkel und Ecken für Schrubber und Wischtuch gut zugänglich sind.

Altersflecken

▶ * *Avocadoöl,* * *Weizenkeimöl und* * *Sheabutter.* Einfach auf die Haut auftragen und einmassieren. Regelmäßig anwenden.
Fachleute und Wissenschaftler aus der Kosmetik-Branche schwören darauf, auch wenn die Medizin skeptisch bleibt. Die aufgeführten Fette oder Öle können möglicherweise im Hinblick auf die »Male der späten Jahre« Wirkung zeigen. Man führt das auf die in ihnen enthaltenen »unverseifbaren Substanzen« zurück (Anteil von bis zu 6 Prozent), denen nachweislich hautpflegende und erneuerungsfördernde Eigenschaften zukommen.

- Weitere Öle mit nennenswertem Gehalt an unverseifbaren Substanzen sind: * Sesam-, * Distel- und * Maiskeimöl (bis zu 2 Prozent, allerdings meist deutlich weniger).
- Verwenden Sie in der Küche spezielle pflanzliche Öle, die viel Vitamin E enthalten (* Weizenkeimöl, * Sonnenblumenöl, kombiniert mit besonderen therapeutischen Ölen wie * Traubenkernöl).

Altersflecken sind so etwas wie das Ergebnis von kleinen, aber mit der Zeit aufreibenden Scharmützeln in der Haut: Freie Radikale greifen Fettsäuren an, und im unübersichtlichen Kampfgetümmel verbinden sich die Membranfette der Zellen mit Eiweißstoffen. Ergebnis: unschöne Hautveränderungen, denen nur schwer oder gar nicht mehr beizukommen ist. Die beste Vorbeugung besteht in einer ausreichenden Versorgung mit Vitamin E, der Leibgarde für die Fettsäuren.

Abwasch für Altersmale

Hautverfärbungen, Altersflecken können verblassen, wenn man die Hände regelmäßig badet, und zwar in einem Gemisch aus körperwarmem Wasser und etwas Rizinusöl. Zwei- bis dreimal pro Woche über einen längeren Zeitraum hinweg anwenden.

Aphrodisiaka

Unter dieser Bezeichnung faßt man sexuell stimulierende Mittel zusammen. Tip in diesem Zusammenhang:

- * *Hanföl, Hanfsamen:* In der alten Ayurvedamedizin galten Hanferzeugnisse als Förderer der erotischen Phantasien und des sexuellen »Appetits«.
- Ebenfalls aus dem sinnenbewußten Ayurveda stammt in diesem Zusammenhang der Hinweis auf * *Haselnußöl*. Auch dieses, regelmäßig genossen, soll sexuell aktivieren.

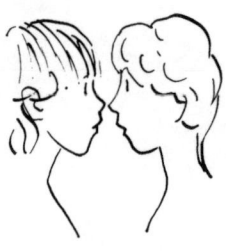

Aphrodisiakum ...

▶ Lustweckende Eigenschaften schreibt man in der Aromatherapie u. a. den folgenden ätherischen Ölen zu: * *Neroli,* * *Jasmin,* * *Ylang-Ylang,* * *Rose,* * *Sandelholz.*
Jeweils einige Tropfen mit 30 g Trägeröl vermischen und für sanfte Partner-Ganzkörpermassagen verwenden (siehe auch unter »Impotenz«).

Aphthen

Hierbei handelt es sich um immer wieder auftretende kleine Entzündungen im Bereich der Mundschleimhäute.

▶ In solchen Fällen eignet sich zur Selbstbehandlung * *Sanddornextraktöl* besonders gut. Man kann es z. B. jeweils tropfenweise Sesam- oder Sonnenblumenöl zufügen und dann damit das Ölkauen praktizieren.

Atemwegsbeschwerden

▶ *Hautbalsame für Einreibungen* (Brust, Rücken, Nacken) nach Grundrezepten wie bereits im Kapitel »Massagen, Wickel & Co.« angegeben. Zur Linderung spezieller Probleme mit den Atmungsorganen werden solchen Salben beispielsweise beigefügt: * 0,5 g Anisöl, * 0,5 g Fenchelöl, * 1 g Eukalyptusöl, * 1 g Latschenkiefernöl, * 1 g Pfefferminzöl (alles ätherische Öle).
▶ * *Schwarzkümmelöl,* in Form von Kapseln oder Öl (Reformhaus ca. 3 g pro Tag). Besonders dem darin enthaltenen Nigellin kommt die Eigenschaft zu, die Bronchien zu erweitern und so im Falle von Asthma, Bronchitis und sogar Keuchhusten nach Erkenntnissen von Ärzten »Linderung und Heilung für den Patienten« zu bringen.
▶ Möglich sind auch *Inhalationen mit* * *Schwarzkümmelöl* (ca. 10 g fettes Öl auf 1 Liter Wasser bzw. einige Tropfen ätherisches Schwarzkümmelöl).

Das im Schwarzkümmel enthaltene Nigellin erweitert die Bronchien und hilft so bei Asthma, Bronchitis und Keuchhusten.

Augenentzündungen, Augenleiden, Sehkraft

Die Gebrauchsanleitung der heilkundigen Äbtissin für das fertige Veilchenöl: »Abends salbe mit diesem Öl um die Augenlider und Augen herum, ohne daß es die Augen berührt, und es wird die Verdunkelung der Augen vertreiben«.

▶ Bei Augenentzündungen wird empfohlen, etwas * *Walnußöl* (kaltgepreßt Reformhaus oder Bioladen) in die Haut um die Augen (Schläfen, Nasenrücken, Augenbrauen, »Tränensäcke«) einzureiben. Dies ganz vorsichtig tun und mehrmals täglich wiederholen, bis die Beschwerden abgeklungen sind.

▶ Bei nachlassender Sehkraft: Gegen eine »Verdunkelung der Augen« wirkt nach der Hl. Hildegard am besten ein spezielles *Veilchenöl*. Dazu werden zwei Handvoll frisches * *Veilchenkraut* kleingeschnitten und in einen * halben Liter warmes Olivenöl (von Hildegard als »Baumöl« bezeichnet) gegeben. Diese Mischung bewahrt man dann in einem verschlossenen Glasgefäß sonnig und warm auf.

Bandscheiben

Eine sanfte Behandlung von oft sehr schmerzhaften und hartnäckigen Wirbelsäulenproblemen hat der österreichische Laien-Heilkundige Rudolf Breuss entwickelt. Seine Empfehlung:

▶ * *Johanniskrautöl* entlang der Wirbelsäule ganz sanft einmassieren. Diese Maßnahme regelmäßig wiederholen.

Bauchschmerzen, Blähungsneigung

▶ Die Volksmedizin empfiehlt in solchen Fällen eine * *Lebertrankur* (= Fischöl). Das enthaltene Vitamin A wirkt nachweislich beruhigend und erneuernd auf die Schleimhäute. Inzwischen gibt es bequem einzunehmende, geschmacklich neutrale Kapselkuren.

Tip: Entkrampfende Bauchmassage

Dazu legt man sich entspannt auf den Rücken und lockert ganz bewußt den meist angespannten Bauchraum. Die Massagegriffe selbst werden ganz zart, ohne zusätzlichen Druck, allein durch die Schwerkraft der »lastenden« Hand ausgeführt, und zwar immer in großen Kreisen im Uhrzeigersinn um den Nabel als Mittelpunkt herum. Geeignete Massageöle bereitet man sich am besten selbst zu: Nehmen Sie einfach eine kleine Portion * Mandelöl und geben einige Tropfen ätherische * Fenchel- und Kümmelessenz hinzu. Eventuell kann man auch noch etwas (fettes) * Schwarzkümmelöl zufügen.

Blasenentzündung
(siehe auch unter »Nieren & Blase«)

Viele Frauen leiden unter regelmäßig wiederkehrenden Entzündungen der Harnwege. Aus volksmedizinischer Sicht empfiehlt sich zur Selbsthilfe und Unterstützung einer ärztlichen Behandlung sowie zur Stärkung des Selbstheilvermögens und der Abwehrkraft des Körpers folgende Anwendung:

▶ *Sitzbäder mit Leinsamenöl.* Dazu verwendet man 5 Liter nur leicht warmes Wasser und gibt etwa 4 EL kaltgepreßtes, möglichst frisches * Leinöl (Reformhaus, Naturkostladen, Apotheke) hinzu. Da sich Öl und Wasser nicht verbinden, kann man in diesem Falle z. B. mit einem Schneebesen das Ganze etwas verquirlen oder einen Emulgator (Sahne, Flüssiglecithin o. ä.) verwenden. Dauer der Anwendung: jeweils maximal 10 Minuten, eher etwas weniger. Ein- oder zweimal täglich während der akuten Phase. Vorbeugend wöchentlich einmal, besonders in der kühleren Jahreszeit.

Entzündungen der Harnwege darf man nicht auf die leichte Schulter nehmen. Gefährlich wird es dann, wenn dieser Zustand sich chronisch verfestigt und die Nieren in Mitleidenschaft zieht.

Blutarmut

▶ Hier soll * *Sesamöl* wirksame Hilfe bringen können. Es genügen schon geringe Dosierungen von etwa 20–30 ml täglich.
Beobachtungen lassen darauf schließen, daß die Zahl der roten Blutkörperchen bei einer solchen Anwendung auf das Doppelte zu steigen vermag!

Cellulite (Orangenhaut)

Bei der sogenannten Orangenhaut handelt es sich um ein vorwiegend kosmetisches (und doch für viele sehr bedrängendes) Problem, das keine »Krankheit« an sich ist. Trotz immer wieder angepriesener »Wundermittel« erweist sich die Behandlung in der Praxis als sehr diffizil und langwierig. Mancher betroffenen Frau wird jedoch möglicherweise der Heilschatz der französischen Aromatherapie helfen können, den uns in jüngerer Zeit vor allem Jean Pütz in seiner beliebten Fernsehserie »Hobbythek« geöffnet hat. Ein vielversprechendes Anti-Cellulite-Programm lautet hier:

▶ In ein *Basisöl* (vorzugsweise * Haselnußöl, 100 ml) gibt man jeweils zwei Tropfen * Zypresse, * Zitrone, * Salbei, * Eukalyptus, * Niaouli. Diese einzelnen Zutaten werden gut vermischt und mehrmals täglich über einen Zeitraum von etwa vier Wochen aufgetragen und einmassiert.

▶ *Spezialrezept gegen Orangenhaut:* Sie brauchen dazu * 50 ml Mandelöl und * 5 Tropfen Grapefruitöl. Anwendung: Kurmäßig über mehrere Wochen. Das Öl einmal oder zweimal täglich auf die Haut auftragen und leicht einmassieren.

▶ Oder Sie bereiten ein *Hausmittel* aus folgenden Zutaten: Für das Basisöl nimmt man * 50 ml Weizenkeimöl bzw. eine entsprechende Menge * Avocadoöl. Dazu kommen jeweils ein Dutzend Tropfen * Zitronenöl und * Wacholderöl (ätherische Öle). Wirkung: Straffung der Haut, Festigung des Gewebes, (Blut-)Reinigung, Anregung von Stoffwechselvorgängen und Erneuerungsprozessen. Die Anwendung sollte am besten im Anschluß an ein Bad oder eine Dusche durchgeführt werden, nachdem der Körper gründlich abgetrocknet und gegebenenfalls auch trockengerieben (Trockenbürstenmassage) wurde.

▶ *Anti-Cellulite-Ölkur:* Als Grundlage hierzu verwendet man * 1 EL Weizenkeimöl, vermischt mit * 2 EL Jojobaöl. Dazu fügt man * 2 Tropfen Zypressenöl, * 1 Tropfen Wacholderöl, * 1 Tropfen Rosenholzöl, * 2 Tropfen Bergamotteöl.

Als Alternative zum Haselnußöl bietet sich für das Basisöl bei Cellulite Jojobaöl wegen seiner hautstraffenden Wirkung an.

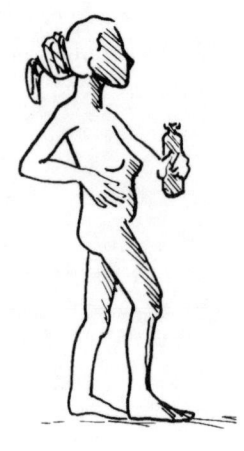

▶ Ganz aktuell: *Cellulite-Massage mit Grapefruitöl.* Mischen Sie dazu * 50 ml Avocadoöl mit * 40 Tropfen Grapefruitöl (ätherisches Öl aus den Schalen der Südfrucht). Zweimal täglich anwenden, am besten frühmorgens und nicht zu spät am Abend (Grapefruit aktiviert). Einige Wochen lang praktizieren und bei Erfolg dann in Tagesabständen auf Dauer anwenden.

CFS – Chronic Fatigue Syndrom
(Chronisches Ermüdungs-Syndrom)

Heute oft unter dem Stichwort »Umwelterkrankungen« abgehandelt. Auch hier könnten fehlgeleitete hormonelle Steuerungen eine Rolle spielen, eventuell in Verbindung mit Streß und anderen Umweltfaktoren (Schadstoffe).

▶ Einzelne Beobachtungen von Therapeuten lassen darauf schließen, daß in solchen Fällen die Einnahme von * *Schwarzkümmelöl* (Kapseln, 3–6 Stück à 0,5 g täglich) Hilfe zu bringen vermag.

Die genauen Ursachen für die mit CFS einhergehenden Beschwerden (überaus rasche Erschöpfbarkeit, Konzentrationsschwäche, schlechter Schlaf u.ä.) sind noch nicht bekannt.

Colitis ulcerosa und Morbus Crohn

Auch im Hinblick auf die schwer behandelbaren entzündlichen Darmerkrankungen wird neuerdings besonders auf eine hochwertige Fettversorgung abgehoben. Denn in der Praxis hat sich »der Verzehr von viel Vitamin E und essentiellen Fettsäuren als äußerst vorteilhaft erwiesen« (Dr. G. Rauch-Petz).

▶ Empfehlung deshalb: * *Leinöl* in den Ernährungsplan einbauen! Dieses Speise- und Gesundheitsöl enthält eine geradezu ideale Mischung aus beiden Komponenten.
▶ Sehr hilfreich können nach Erfahrungen aus den Vereinigten Staaten im Falle von Colitis auch heiße * *Leibauflagen mit Rizinusöl* sein. Hierzu benötigt man eine kleine Tasse heißen Öls. Damit tränkt man ein Leinen- oder Baumwolltuch, legt es auf den Bauch auf und deckt es nochmals ab (z.T. werden Plastikfoli-

en empfohlen, besser ist sicher ein Hand- oder Badetuch). Darauf kommt dann noch eine Wärmflasche, um die Wärme des Wickels zu erhalten.

Darmreinigung

»*Amerikanisches Olivenöl-Fasten*«: In Europa fast unbemerkt, hat sich jenseits des großen Teiches eine bunte Gesundheitsszene herausgebildet. Innerhalb dieser Bewegung spielen ganz eigene und eigenwillige Methoden der Darmreinigung eine besondere Rolle. Speziell zu diesem Zweck wurden vielfältige Kuren entwickelt.

▶ Besonders wirksam ist – nach dem Ernährungsberater Robert Gray – ein »*Olivenöl-Fasten*« zur Dickdarmreinigung. Und so geht man dabei vor: Die Dauer solcher Kuren beträgt immer nur einige Tage. Fastenmittel sind Wasser und * 2 EL Olivenöl, zusammen mit * 1/2 Glas frischgepreßtem Orangensaft (eventuell Grapefruitsaft). Die Mischung soll 4- bis 5mal am Tag eingenommen werden.

▶ Begleitet wird das Olivenölfasten eventuell durch *Einläufe* (je nach Bedarf). Wirkungsweise: Das Fasten unterbricht die Bildung von sogenannter mukoider Substanz (Schleimstoffe, Schlacken). Olivenöl löst verfestigtes, altes Material in den Verdauungsgängen. Einläufe schaffen die gelösten, mobilisierten Ablagerungen beschleunigt aus dem Körper.

Depressionen

In solchen Auszügen aus den Blüten des Johanniskrauts findet sich vor allem einer der Hauptwirkstoffe der Pflanze, das ätherische Öl Hypercin.

▶ * *Johanniskrautöl:* Mehrmals am Tag und vor dem Schlafengehen leicht in die Schläfen einreiben.

▶ Nach dem altindischen Ayurveda wirken *Kopfmassagen mit * Sesamöl* nicht nur Haarausfall entgegen, lindern Kopfschmerzen und sorgen für einen verbesserten Schlaf, sie gelten auch als effektives Mittel, um trübe Gedanken zu vertreiben und Verstimmungszustände – oft einfach die Folge von blockierten

Energien – aufzulösen. Dazu nimmt man gereiftes Sesamöl und massiert es ganz sanft – aber ausdauernd – mit kreisenden Fingerbewegungen in die Kopfhaut ein. Optimal ist es, die Wirkstoffe danach längere Zeit (eventuell über Nacht) einwirken zu lassen.

Diabetes

▶ Möglicherweise kann hier die längerfristige Einnahme von *Schwarzkümmelöl* helfen. Hintergrund für solche Empfehlungen ist die Vermutung, daß dadurch der Glukosetoleranzfaktor (er ist für die Blutzuckerregulation genauso wichtig wie das Insulin) günstig beeinflußt wird.

▶ *Diabetesöl nach traditionell-ägyptischer Rezeptur*: Besorgen Sie sich folgende Zutaten aus der Apotheke: * Alantwurzel (25 g), * Granatapfelschalen (25 g, falls nicht erhältlich: einen entsprechenden Tee besorgen und das »Kraut« verwenden).
Geben Sie diese Zutaten in einen Mörser, fügen Sie noch * 30 g Schwarzkümmelsamen und * 20 g Oregano hinzu (z. B. Gewürzmühle Brecht, Reformhaus). Zerstoßen Sie dies alles sehr gründlich, bis eine grob-pulvrige Masse entstanden ist. Verrühren Sie diese dann mit * 50 ml Schwarzkümmelöl, schütteln Sie das Ganze ein paarmal gut durch und bewahren Sie die Mischung in einem dunklen kleinen Fläschchen oder Glas im Kühlschrank auf. Sie können davon über mehrere Wochen vor den Hauptmahlzeiten jeweils einen TL zu sich nehmen.

▶ *Anti-Zucker-Rezept* mit * *Leinöl*: Jeden Monat eine »Leinöl«-Woche einlegen. In dieser Zeit Frischkostsalate mit Leinöl anrichten (bzw. etwas Leinöl zugeben). Dazu genügt eine kleine Menge. *Theoretischer Hintergrund:* Schon vor 30 Jahren wußte man, daß die Inhaltsstoffe der Leinsaat und des Leinöls den Blutzucker bei Diabetikern normalisieren können. Sowjetische Forschungen hatten ergeben, daß dadurch »nicht nur funktionell« der Blutzuckerspiegel gesenkt wurde, vielmehr übten die Wirkstoffe »eine allgemein regenerierende Wirkung auf die Bauchspeicheldrüse aus.« Wie die

Da Leinöl sich nicht besonders lange hält, empfiehlt sich eine solche »kurmäßige« Anwendung.

Forscher mitteilten, »begannen die Beta-Zellen, die das Insulin produzieren, wieder stärker zu arbeiten«.

▶ *Rapsöl, Olivenöl.* Die enthaltenen Ölsäuren (Monoensäure) erwiesen sich in einer amerikanischen Studie als vorteilhaft für Diabetiker: Der Cholesterinspiegel konnte gesenkt, jener an nützlichem HDL-Fett-Eiweißkörpern (schwemmen überschüssiges Cholesterin aus den Gefäßen) jedoch erhöht werden. Dies vermindert für Zuckerkranke langfristig das Risiko, an Folgekrankheiten wie Herzinfarkt, Hirnschlag, Nierenschäden, Augenleiden zu erkranken. Überdies wurde bei dieser Studie auch eine günstige Beeinflussung (Regulierung) des Blutzuckerspiegels beobachtet.

▶ In Indien wendet man in neuerer Zeit (unser Jahrhundert, nicht Ayurvedamedizin) Präparate aus dem * *Niembaum* an. Vor eventuellen Versuchen sollte man mit einem erfahrenen Therapeuten jedoch abklären, ob die Einnahme von Niembaum-Produkten wirklich unbedenklich ist und keine unerwünschten schädlichen Nebenwirkungen zur Folge hat.

Eine Zufuhr an GLS kann die im Zusammenhang mit Diabetes gefürchteten Komplikationen vermindern, vielleicht sogar ganz vermeiden helfen.

▶ * *Hanföl und Hanfprodukte* (Samen), * *Nachtkerzenöl* und * *Borretschöl* werden in der Literatur ebenfalls zur Linderung von Diabetes-Spätfolgen empfohlen. Erklärung: Auch bei Diabetikern ist der Fettstoffwechsel gestört, wodurch zu wenig Gamma-Linolensäure (GLS) – kommt in den aufgeführten Ölen natürlicherweise vor – zur Verfügung steht. Die Defizite wirken sich über eine Störung der Mikrozirkulation besonders auf die Nerven aus.

▶ *Tip der Ernährungsexperten:* * *Weizenkeimöl*, wegen des darin reichlich enthaltenen Vitamin E. Amerikanische Untersuchungen (W. E. Shute) lassen darauf schließen, daß dadurch z. B. Verschlüsse der Beinarterien (»Brand«, führt häufig zu Amputationen) verhindert werden können.

▶ *Badeöl* zur Unterstützung der Bauchspeicheldrüse: * Kampfer, * Eukalyptus, * Storchenschnabel, * Wacholder, * Zitrone, * Rosmarin (alles ätherische Öle). Jeweils zwei Tropfen davon mit 1 EL Sahne vermischen und ins Badewasser geben. Wassertemperatur 38 °C. Dauer: Eine Viertelstunde.

Ekzeme, Furunkel, Entzündungen, Geschwüre
(siehe auch unter »Neurodermitis«)

▶ Wer Probleme mit immer wieder auftretenden Entzündungen, Furunkeln (entzündete Haarbälge) und Geschwüren hat, kann es mit * heißen *Rizinusöl-Auflagen* versuchen (siehe z. B. auch unter »Entschlackung« oder bei »Colitis«).
▶ Als hilfreich bei Furunkeln erweist es sich in vielen Fällen zur schnelleren Wundheilung und Desinfektion, * *Walnußöl* auf die betroffenen Stellen aufzutragen.
▶ Besonders der *Niembaum* hat innerhalb der alternativen Medizin neuerdings für Aufsehen gesorgt. Möglicherweise können speziell Ekzempatienten und Psoriasiskranke von den Wirkstoffen aus den Blättern und Früchten des indischen Baumes profitieren. Ausprobieren schadet nicht: Geben Sie eine Portion * Niembaumöl (kaltgepreßt, fettes Öl) in das Badeöl, das Sie sonst auch verwenden. In letzterem befinden sich bereits Emulgatoren, so daß sich üblicherweise auch das Niembaumöl gut im Badewasser verteilen wird. Beobachten Sie, wie die Haut auf diese Zutat reagiert. Üblicherweise klingt bei einer solchen Praxis der quälende Juckreiz nach mehrmaliger Anwendung ab.

Zudem überdeckt das Badeöl bzw. die darin enthaltene Duftessenz den nicht gerade zum Bade einladenden, schwefeligen Niembaum-Geruch.

Entgiftung und Entschlackung

Das nachfolgende Rezept eignet sich besonders für Fasten- oder Entgiftungskuren oder zur Entsäuerung – dann also, wenn man etwas Zeit (für sich) hat. 80 Prozent der Lymphknoten befinden sich im Darm. Gerade hier staut sich oft viel Lymphe, die eigentlich die Körpergewebe von Schlacken und Giften entlasten soll. Die Folge davon ist eine erhöhte Neigung zu Infektionen, Allergien, chronischen Leiden.

Das vorrangige Ziel bei Entschlackungskuren sind die Entgiftung, Klärung, Reinigung der Darmlymphe.

▶ * *Rizinusöl-Umschläge* zur Mobilisierung des Lymphflusses im Bauch: Sie benötigen eine gut gefüllte Wärmflasche, eine flache

Schüssel, etwas Rizinusöl (Apotheke) sowie ein größeres Flanelltuch und ein Handtuch. In die Schüssel geben Sie etwas von dem Öl, tauchen das etwa dreimal gefaltete Tuch ein und legen es auf den Bauch. Danach wird das Ganze mit dem Handtuch abgedeckt und die heiß gefüllte Wärmflasche obenauf gelegt. Experten empfehlen eine Dauer von mindestens 1 Stunde und mehr (bis zu drei). Man muß sich dafür also schon Zeit nehmen, wird aber eine wunderbare Erleichterung spüren.

▶ Blutreinigend wirken alle Zubereitungen aus der * Walnuß. Walnußöl ist als Zutat zu Frühjahrskuren (besonders in Frischkost-Zubereitungen) sehr gut geeignet.

Bei Einläufen zur Darmreinigung sollte man jedoch beherzigen: Zu häufig vorgenommene Klistiere können die Darm-Schleimhäute strapazieren.

▶ Hilfreich für die »sanfte Darmreinigung«: Bei Entschlackungskuren und hartnäckiger Stuhlverstopfung werden heute (wieder) vermehrt Einläufe zur Darmreinigung vorgenommen. Beim Buchingerfasten gehört diese Praxis fast schon zum Standard. Verträglicher sind sie, wenn man dem Einlaufwasser ein oder zwei EL lauwarmes natives Olivenöl beifügt. Das Ganze immer so gut verquirlen, wie es eben geht – Wasser und Öl vermischen sich bekanntlich nicht – und dann verwenden.

▶ Besonders gut geeignet zur Mobilisierung von Säuren und sonstigen Ablagerungen im Bindegewebe sind * *Massagen mit Sesamöl pur*. Dieses Öl eignet sich darüber hinaus ebenfalls für Einläufe, es entfaltet dabei zusätzliche abführende und reinigende Wirkungen.

Erkältungen

▶ * *Mandelöl und Minze:* 1 TL Mandelöl oder Olivenöl mit je * 5 Tropfen Minzöl und Majoranöl (ätherische Öle) mischen. Anwendung: Dieses Öl am besten nach einem heißen Bad auf die Brust, den Nacken, im Schulterbereich einreiben. Eine Wärmflasche bereiten und ruhen. Eventuell (ohne Baden) am selben Tag wiederholen.

▶ Alternativ dazu: * *Brust-Balsamöl mit Schwarzkümmel*. Dazu nimmt man wieder etwas * Mandelöl (40 ml), gibt 20 ml

- * Schwarzkümmelöl hinzu sowie jeweils * 10 Tropfen Thymian-, Salbei- und Manukaöl (ätherische Öle).
- ▶ * *Vollbäder*, heiß, mit ätherischen Ölen: * Eukalyptusöl, * Kiefernnadelöl, * Fichtenöl.
- ▶ *Hautbalsam bei Erkältungen*, z.B. für Brust-Einreibungen: Salbengrundlage wie weiter oben bei den Grundrezepten (»Massagen, Wickel & Co.«) beschrieben. Hinzu fügt man: * 1 g Eukalyptusöl, * 1 g Thymianöl, * 1 g Pfefferminzöl, * 0,5 g Latschenkiefernöl.

Falten

- ▶ *Anti-Falten-Creme*: * Jojobaöl (oder * Avocadoöl) sowie * Weizenkeimöl im Verhältnis 3:1 mischen und einige Tropfen * Weihrauch (ätherisches Öl) und * Neroli (ätherisches Öl) hinzufügen. Wir können die bewahrenden Eigenschaften des Weihrauchs nutzen, um der Haut ihre natürliche Straffheit zu erhalten oder eine solche weitgehend wieder herzustellen. Die Erneuerungsprozesse werden angeregt, funktionstüchtige Zellen ersetzen überalterte, das Bindegewebe festigt sich, erscheint jugendlich-glatt.

Weihrauch ist schon aus der ägyptischen Medizin bekannt und wurde dort wegen der »konservierenden« Wirkung auf die Haut auch zum Einbalsamieren verwendet.

- ▶ *Anti-Falten-Maske*: Dazu braucht man etwa * 3 EL Weizenkeimöl. Dieses verrührt man mit einem * Eigelb und gibt noch etwas * Vitamin E zu (z. B. den Inhalt von einigen Vitamin E-Kapseln mit jeweils 400 I.E.; auch flüssiges Vitamin E ist im Fachhandel erhältlich: davon dann einige Tropfen). Alles gut verrühren, auf das Gesicht und die Halspartie auftragen und eine gute halbe Stunde einwirken lassen. Danach die Maske vorsichtig unter fließendem warmem Wasser ablösen.
- ▶ *Alternative*: * 50 Mandeln heiß überbrühen und die braunen Häutchen abziehen. Danach in einem Zerkleinerer (oder einer elektrischen Kaffeemühle) zu einem feinen Brei mixen. Dazu gibt man * jeweils 1 EL süße Sahne und Weizenkeimöl sowie * 1 TL Honig. Nochmals gut miteinander verquirlen und auf die Gesichtshaut auftragen. Anwendungsdauer: Etwa eine halbe Stunde. Danach die Maske vorsichtig mit Zellstoff entfernen.

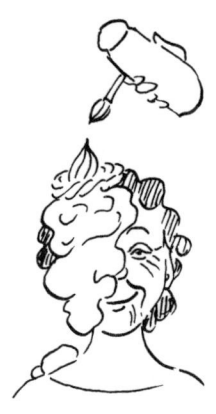

Alternativvorschlag

▶ *Ernährungsmedizin*: * Vitamin E und * Lecithin innerlich. Sie sind ein Jungbrunnen und wirken einer vorzeitigen Hautalterung effektiv von innen entgegen. Beide Stoffe kommen, wie wir schon gesehen haben, bevorzugt in Ölen vor (Weizenkeim-, Soja-, Sonnenblumen- oder Leinöl). Wem die »Visitenkarte Haut« über alles geht, sollte dies unbedingt berücksichtigen.

Fitneß, Leistungskraft, Kondition, Ausdauer, Reflexe

▶ Als »Geheimrezept« unter Leistungssportlern gelten seit vielen Jahren die * *Weizenkeime* sowie das daraus hergestellte Öl. Daß dies mehr ist als nur ein Mythos, wurde in den 70er Jahren anhand von aufwendigen Untersuchungsreihen mit sportlich aktiven Personen belegt. Dabei kam es sowohl auf den »langen Atem« wie auch die Pumpleistung des Herzens bei plötzlichen Anforderungen und auf schnelle Reaktionen an. Bei allen diesen Faktoren hatten Sportler, die Weizenkeimöl zu sich nahmen, die »Nase vorn«. Verantwortlich für diese erstaunlichen Effekte sind offenbar ganz bestimmte biochemische Substanzen im Weizenkeim (Octacosanol), wie ein Forscherteam der University of Illinois herausgefunden hat.

Weizenkeimöl macht auch müde Sportler wieder munter.

> *Rezept für Olympiasieger*
>
> Machen Sie es wie die antiken Olympioniken: Absolvieren Sie eine Kur nach Homer, dem Dichter der Odyssee (8. Jahrhundert v. Chr.). Die erfolgreichsten Kämpfer jener Tage befolgten einen Trainings- und Speiseplan, in dem das * Olivenöl eine wesentliche Rolle spielte. Zum einen bereiteten sie daraus einen erheblichen Teil ihrer Kraftnahrung. Zum anderen verwendete man das Öl ausgiebig für Massagen vor und nach dem Training und natürlich auch während der Wettkämpfe selbst.

Frostbeulen

▶ Empfehlung bei Neigung zum Frieren und leichten Erfrierungen: Während der Wintermonate sollte verstärkt * *Leinöl* verwendet werden. Der hohe Gehalt an mehrfach ungesättigten Fettsäuren stellt den Stoffwechsel eher auf Wärmespeicherung ein.

▶ Ein altes Rezept aus der Steiermark zur Nachbehandlung von Frostbeulen: tägliche Einreibungen mit * *Kürbiskernöl*.

Olivenöl dagegen, gereift in wärmeren südlichen Gefilden, enthält Enzyme und andere Komponenten, die eher die Abgabe von Wärme fördern (was auf Sizilien oder Kreta auch nützlich und sinnvoll ist).

Frühjahrsmüdigkeit

▶ * *Ayurveda-Ganzkörpermassage mit gereiftem Sesamöl*: Diese weckt im wahrsten Sinne des Wortes die »Lebensgeister«, aktiviert und ist Teil der großen ayurvedischen Reinigungskur, einer der gründlichsten verjüngenden Entschlackungsmaßnahmen überhaupt. Nehmen Sie sich jeweils am Wochenende zweimal eine halbe Stunde dafür Zeit (am besten und praktischerweise in Form einer Partnermassage). Massieren Sie von Kopf bis Fuß, von den Haarspitzen, dem Gesicht (auch die Ohren nicht auslassen) über Nacken, Hals, Arme, Schultern, Oberkörper, Bauch, Rücken, Gesäß bis zu den Beinen und schließlich den Füßen. Immer mit festen, kreisenden Bewegungen. Nur für großflächige Körperpartien wie den Rücken ausladendere Längsstriche anwenden.

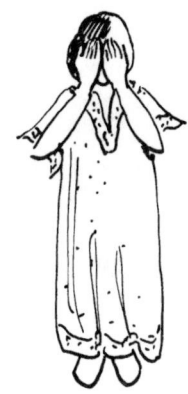

▶ Schnell und gründlich vertrieben werden Müdigkeit, Ermattung und Lethargie auch durch eine kleine * *Frühjahrs-Schwarzkümmelölkur*, innerlich. Dazu nimmt man über einen Zeitraum von zwei Wochen täglich 4 bis 6 Kapseln (à 0,5 g Öl) ein.
Schwarzkümmelöl macht mobil und unternehmungslustig, und man sollte die freigewordene Power dann dazu nutzen, sich soviel Bewegung wie nur möglich an Licht und Luft zu verschaffen. Denn die Sonne ist nun einmal der beste »Stimmungsmacher« überhaupt (dies ist wissenschaftlich belegt), und eine frische Sauerstoff-Dusche vertreibt auch den letzten Wintermief aus den Zellen.

Fußpilz, Nagelpilz

Dem Leiden Vorschub leistet enges, luftundurchlässiges Schuhwerk.

Beim Nagelpilz handelt es sich um eine relativ häufige Erkrankung, die z. B. durch Fadenpilze der Gattung Trichophyton hervorgerufen wird und besonders die Fußnägel betrifft.

Auslöser sind aber auch oft Erkrankungen wie Diabetes sowie Störungen der Immunabwehr und bestimmte Arzneimittel (Cortison). Bei der üblichen Behandlung wird der Krankheitserreger »in die Zange genommen«, und zwar durch das Einnehmen von Antimykotika (z. B. Clotrimazol) sowie das Auftragen von Salben bzw. Antipilzlacken.

▶ Alternative in Öl – Additivum der Öl-Hausmedizin: Man nehme täglich ein Fußbad (Handbad) von etwa 5 Minuten Dauer. In das lauwarme Wasser gibt man 5 (Handbad) bis 10 (Fußbad) Tropfen ätherisches * *Teebaumöl*. Danach die Füße und die betreffenden Zehen bzw. die Fingernägel gut mit Zellstoff trockenreiben, so daß keine feuchten Stellen bleiben. Als nächstes die erkrankten Stellen nochmals leicht mit Teebaumöl bestreichen, am besten mit Hilfe eines Wattestäbchens. Diese Praxis sollte etwa zwei bis drei Monate beibehalten werden.

Hilfreicher Zusatz-Tip: Auf einen Wattebausch ganz wenige Tropfen Teebaum-Essenz träufeln und diesen über Nacht auf dem Nagel befestigen.

▶ Volksmedizinisches *Hausrezept* gegen Fußpilz: Nehmen Sie 50 ml * Walnußöl und vermischen Sie dieses mit 50 Tropfen ätherischem * Manukaöl (bzw. Teebaumöl). Damit reiben Sie nun die juckenden, entzündlichen Stellen über längere Zeit regelmäßig ein.

Auch hier gilt: Schlafen Sie sich gesund. Legen Sie zwischen die Zehen über Nacht zur Vorbeugung gelegentlich oder bei vorliegenden Beschwerden täglich kleine Wattebäusche ein, die Sie vorher mit desinfizierenden ätherischen Ölen (ganz kleine Mengen) tränken. Denn gerade dort, wo Haut an Haut anliegt (und schwitzt) nisten sich die schädlichen Pilze gerne ein.

Galle, Gallen-Koliken

(Weitere Hinweise finden Sie unter »Koliken«)

▶ Amerikanische Ernährungsexperten empfehlen * *Olivenöl* (zweimal am Tag 1 EL). Pflanzenöl von hoher Qualität wirkt der Bildung von Gallensteinen entgegen. Außerdem regt das Öl die Produktion von Gallenflüssigkeit an sowie die Enzymtätigkeit (Lipase) und verbessert dadurch die Fettverdauung. Eine »*Ölkur*« mit *Walnußöl* (auch * Mandelöl wird von Therapeuten empfohlen) gehörte früher fast schon zum naturheilkundlichen Standardprogramm, um Gallensteine zu lösen.

▶ *Airola's Trost bei Gallenblasenbeschwerden*: * 30 ml Pflanzenöl (vorzugsweise Olivenöl) auf nüchternen Magen frühmorgens einnehmen. Gleich darauf ein kleines Glas * frischgepreßten Grapefruitsaft trinken (alternativ: * 1 TL Apfelessig in etwa 100 ml Wasser; * etwas frischen Zitronensaft in einer entsprechenden Menge Flüssigkeit). Diese Praxis über mehrere Tage durchhalten.

▶ Vielfach bewährt haben sich bei kolikartigen Beschwerden besonders * *Rizinusumschläge* (siehe »Entgiftung und Entschlackung«).

▶ Von Naturärzten verordnet wird im Falle von »Gallen-Krisen« die Einnahme von * ein bis zwei EL *Leinsamenöl*.

Bei Akutleiden wie Koliken muß man sich natürlich immer auch in ärztliche Behandlung begeben!

Geistige Fitneß

▶ * *Weizenkeimöl:* Das Öl enthält Octacosanol, das nicht nur den Körper stärkt und erfrischt (siehe unter »Fitneß«), sondern auch zu »Nerven wie Drahtseilen« verhelfen kann. Die genannte chemische Verbindung soll den Stoffaustausch der Nervenzellen optimieren, was sich körperlich (verbessertes Leistungsvermögen) und geistig (mehr Konzentration, geistige Wachheit) äußert.

▶ * *Walnußöl:* Eine Supernahrung für die grauen Zellen und das hochempfindliche Nervengewebe. Walnußöl ist sehr wohlschmeckend und kann viele Speisen geschmacklich bereichern. Immer wieder einmal in kleineren Mengen zum Salat nehmen.

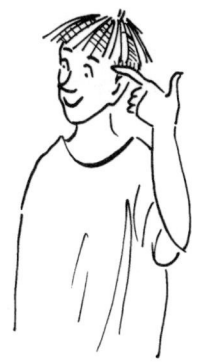

▶ *Aromatherapeutische Hausapotheke* zur Anregung der Gehirnfunktionen: * Pfefferminze, * Basilikum, * Lorbeer, * Rosmarin. Jeweils wenige Tropfen davon in der Duftlampe erwärmen.

Gürtelrose
(siehe auch unter »Herpes«)

▶ Einreibungen mit * *Leinsamenöl* können die schlimmsten Schmerzen lindern und die Heilung beschleunigen. Eine Narbenbildung wird begrenzt.
▶ Ähnliche Effekte schreibt man auch einer Behandlung mit dem (fetten) Öl aus den Früchten des * *Calophyllumbaums* zu.

Haare, Haarausfall

▶ Die Sonne lockt sie (wieder) hervor – eine *Öl-Haarwuchs-Kur aus Amerika*. Nur drei Zutaten braucht man nach Anleitung des Naturheilkundlers Paavo Airola für diese Kur: etwas Rizinusöl aus der Apotheke, die gleiche Menge Jod und sonnige Tage. Öl und Jod werden vermischt und in die Kopfhaut eingerieben. Danach soll man sich für wenige Minuten in die Sonne legen. Mehrmals wöchentlich – jeweils einmal täglich – so verfahren.
▶ Besonders vorteilhaft für das Haarwachstum und die Haargesundheit allgemein: * *Maiskeimöl*. Empfohlen wird die kurmäßige Einnahme von 2 EL pro Tag über einen längeren Zeitraum. Ähnliches gilt für *Hanf* bzw. * *Hanföl* (davon allerdings – schon aus Kostengründen – geringere Quantitäten einnehmen).
▶ Massieren Sie die Kopfhaut mit ein klein wenig * *Walnußöl*, besonders die gelichteten Stellen. Tun Sie dies vor dem Schlafengehen, damit sich die Wirkstoffe voll entfalten können. Am nächsten Tag die Haare wie gewohnt waschen, eventuell mit einem milden Mineral-Haarshampoo. Praktizieren Sie dies über einen Zeitraum von einem Monat, am besten ein- oder zweimal wöchentlich.

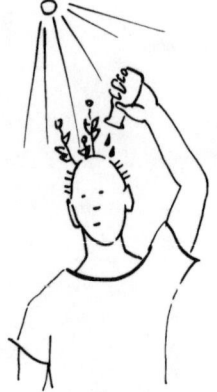

Amerikanische Öl-Haarwuchs-Kur

Dieser Rat, der ohne Risiko beherzigenswert ist, kommt aus der volksmedizinischen Überlieferung.

▶ Tip bei sprödem oder trockenem Haar: * *Öl-Haarkur »über Nacht«.* Dazu eignen sich * *Olivenöl,* * *Avocadoöl,* * *Mandelöl.* Es reicht davon jeweils eine kleine Menge. Diese wärmt man vor dem Schlafengehen leicht an und verteilt sie in den Haaren. Bei Schuppen zusätzlich noch in die Kopfhaut einmassieren. Im Falle von Spliß genügt es eventuell, das Öl in die gespaltenen Haarspitzen einzureiben. Danach umwickelt man den Kopf mit einem Tuch (Baumwolle), legt zum Schutz noch ein Handtuch über das Kopfkissen und sich selbst zur Ruhe. Nach dem Aufstehen die Haare dann mit einem milden Shampoo zweimal waschen.

▶ Bei brüchigem Haar: Nach dem Waschen einige wenige Tropfen * *Rizinusöl* in die noch feuchten Haare einmassieren. Dadurch werden sie wieder geschmeidiger, elastischer, strapazierfähiger.

Hämorrhoiden

▶ * *Hämorrhoiden-Zäpfchen*: Für 6 Zäpfchen braucht man etwa 12 g Kakaobutter. Diese erwärmt man im Wasserbad, bis sie geschmolzen ist. Dann gibt man ätherische Öle hinzu: Teebaumöl (18 Tropfen), Niaouliöl (6 Tropfen), Deutsche Kamille (3 Tropfen). Jetzt läßt man das Ganze erstarren, formt kleine Röllchen und verwahrt diese, einzeln in Alufolie verpackt, bis zur Verwendung im Kühlschrank. Solche Zäpfchen entfalten nicht nur eine entzündungshemmende, sondern auch gewebsstraffende Wirkung.

▶ Außerdem empfiehlt die Volksmedizin bei Hämorrhoiden *Calendula-Salbe* bzw. entsprechende Massage-Cremes.

▶ Aus den USA stammt eine vielfach bewährte Öl-Anwendung, die auch wirkungsvoll bei Hämorrhoiden eingesetzt werden kann: die sogenannte * *Formel F-Plus* nach Paavo Airola (Anleitung siehe unter »Hautpflege, allgemein«).

▶ Neu: Hämorrhoiden-Beschwerden lindern mit * *Niem*. Vermischen Sie dazu etwas Salbengrundlage mit Niembaumöl und tragen Sie diese täglich auf. Möglich ist auch, das Öl pur zu verwenden (besser noch: zu gleichen Teilen mit Olivenöl gemischt).

Dieses Rezept, das in der beliebten WDR-Sendung »Hobbythek« von Jean Pütz und seinen Mitarbeiterinnen entwickelt wurde, ist besonders hilfreich. Es bewirkt eine effektive Desinfektion und Entzündungshemmung im Analbereich.

Hautpflege, allgemein

▶ Vorzügliche *Hautpflegemittel* sind folgende (fette) Öle, und zwar pur oder mit etwas ätherischem Öl (maximal 4 Tropfen je 50 ml Öl): * Avocadoöl, * Aprikosenkernöl, * Jojobaöl, * Mandelöl, * Weizenkeimöl.

▶ Als Wohltat für *empfindliche Haut* haben sich die Wirkstoffe aus der *Kamille* erwiesen, am besten aufbereitet in Öl: * Kamillenöl enthält die fettlöslichen Bestandteile der Blüten und wirkt ausgeprägt entzündungshemmend. Entsprechende Massageöle und Salben eignen sich auch vorzüglich zur Hautpflege bei Säuglingen und Kleinkindern.

▶ Bei *trockener Haut* hilft sehr gut und unkompliziert: * Sesamöl zweimal wöchentlich einmassieren. Es macht die Haut weicher, frischer und auch widerstandsfähiger beispielsweise gegen Kälte, Sonnenbestrahlung oder Krankheitserreger.

▶ *Strapazierte Haut* pflegen Sie wirksam und sanft durch: * Salben mit *Nachtkerzenöl*. Nehmen Sie dazu 9 Teile Salbengrundlage und 1 Teil Nachtkerzenöl (Apotheke, bestimmte Drogerien). Die betroffenen Körperpartien mehrmals wöchentlich einreiben.

▶ *Gerötete, empfindliche Haut* wird oft schon durch * *Jojobaöl* normalisiert: Am Abend einmassieren und über Nacht einwirken lassen. Morgens haben sich die Auffälligkeiten meist gebessert oder ganz gelegt.

Immer beliebter wird auch das Aloe-Vera-Öl. Hierbei handelt es sich um fettlösliche Bestandteile aus Aloe barbadensis. Aloe-vera-Öl gilt als besonders mild und ist zur Pflege empfindlicher Haut vorzüglich geeignet.

Marsch zurück in die Jugend!
Die Formel F-Plus nach Paavo Airola

Hierbei handelt es sich um eine bemerkenswerte Mischung aus verschiedenen therapeutischen Ölen, einen wirklichen Geheimtip. Entwickelt und tausendfach erprobt wurde die Formel von dem bekannten Ernährungswissenschaftler und Naturheilkundler Paavo Airola, in den USA einst eine Kapazität in Fragen der Nährstoffe und ihrer gesundheitlichen Bedeutung (Orthomolekulare Medizin).

Die Formel F-Plus zur Hautpflege

- Sie benötigen jeweils 2 EL * Sesamöl, * Avocadoöl, * Mandelöl, dazu 1 EL * Olivenöl, alles natürlich kaltgepreßt, beste Qualität.
- In diesen Öle-Mix geben Sie noch zwei Vitamine, pur und hochdosiert: Einmal * Vitamin E (2 000 I.E., entweder als flüssiges Vitamin oder den Inhalt von 5 Kapseln à 400 I.E.; achten Sie darauf, daß es sich um D-Alpha-Tocopherol handelt, also die natürliche Form des Vitamins, aus Sojabohnen gewonnen) und außerdem 100 000 I.E. Vitamin A.
Auch dieses können Sie in der Apotheke in Präparatform erstehen. (Solche hohen Dosierungen sind nur bei der äußerlichen Anwendung angebracht. Im Versandhandel gibt es Kapseln à 25000 I.E. Einfach die Kapseln mit einer Schere an einem Ende aufknipsen und den Inhalt untermischen).
- Das Ganze in ein kleines Fläschchen füllen, einmal gut durchschütteln und im Kühlschrank fest verschlossen aufbewahren.

Formel F-Plus trägt man vor dem Zubettgehen auf, und zwar nachdem Gesicht, Hals, Hände und Arme mild aber doch gründlich gereinigt wurden. Dann nimmt man einige Tropfen des Öls und massiert sie in die Haut ein. Über Nacht absorbiert der Körper die Wirkstoffe vollständig, die Haut wird geschmeidig und weich. Zudem normalisieren sich viele vorher bereits grundlegend gestörte Funktionen (z. B. eine vorzeitig gealterte Haut) wieder, der Teint wird jugendlich frisch und seidig.

Besonders wirksam und regenerierend ist eine gelegentliche Ganzkörpermassage.

Dazu eine aktuelle Meldung aus den USA. Forscher an der Universität Michigan haben kürzlich herausgefunden, wie UV-Strahlen der Haut zu schaffen machen: Sie aktivieren dort bestimmte »Schneide-Enzyme«, die sich daraufhin durch das stabilisierende Kollagengerüst – es sorgt für die Festigkeit und Elastizität des Gewebes – regelrecht »hindurchfressen«. Dies führt zu Schädigungen, die Haut altert rapide. Verhindern konnten die Wissenschafler einen solchen Amoklauf der Enzyme durch den vorbeugenden Schutz der Haut mit hochdosierten Vitamin-A-Präparaten (äußerlich aufgebracht).

Herpes

Zwei-Schritte-Selbsthilfe gegen die unangenehmen, immer wiederkehrenden Bläschen:

▶ 1. Schritt: Ätherische Öle (* *Teebaumöl*, * *Eukalyptusöl* oder auch * *Geranium, Melisse*) unverdünnt auftragen.
▶ 2. Schritt: Wenn die befallenen Partien an den Lippen trocken werden, die Selbstbehandlung mit einem Öl-Essenzengemisch fortführen. In diesem Fall vorzugsweise mit einer Kombination aus * *Haselnuß-* und * *Teebaumöl* sowie * *Lavendel* (Verhältnis 30:1:1). Empfehlenswert wegen seiner desinfizierenden Wirkung ist auch * *Walnußöl*.

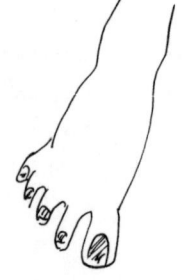

Ozonöl bietet auch bei Nagelpilzen schnelle Hilfe.

> ### *Geheimtip Ozonöl*
>
> Ein echter »Insider-Tip« im Falle von Lippenherpes (und übrigens auch bei Nagelpilz, ob an Fuß oder Hand): * Ozonisiertes Olivenöl. Es wird von Naturheilärzten auch bei Pilzerkrankungen angewandt. Solche spezialbehandelten Öle weisen gegenüber mikrobiellen Krankheitserregern verschiedenster Herkunft eine stark hemmende Wirkung auf. Außerdem fördert das Öl die Durchblutung (beschleunigte Wundheilung). Ozonisiertes Olivenöl ist für die äußerliche Anwendung gedacht. Man erhält es nur gegen Privatrezept über die Apotheke (siehe Bezugsquellenverzeichnis).

▶ * Kurmäßig angewandte heiße *Leibumschläge mit Rizinusöl* kräftigen das Immunsystem insbesondere gegen die Attacken von Viren (Anleitung unter »Infektanfälligkeit, Immunstärkung«).
▶ * *Eukalyptusöl* (zusammen mit * *Bergamotte*), da schmerzstillend. Lindert die Symptome, z. B. nach Abklingen der akuten Erkrankung. Im Falle einer Gürtelrose halten die Beschwerden aber auch danach oft noch lange an.

▶ *Niem* soll bei Herpes helfen. Wen die lästigen, durch Viren hervorgerufenen Bläschen gerade in der sonnigen Jahreszeit immer wieder plagen, sollte damit einen Versuch wagen. Sobald sich die Spannung in der Lippe bemerkbar macht, die Krankheitserreger also zum Aufmarsch rüsten, trägt man eine dünne Schicht Niembaumsalbe auf die betreffenden Stelle auf oder betupft sie mit Öl. Mehrmals täglich wiederholen.

HERZ UND KREISLAUF

Arteriosklerose

»Der Mensch ist so jung wie seine Gefäße« – diese alte Ärzteweisheit hat bis heute nichts von ihrer Aktualität verloren. Zwischen der Gesundheit unserer Arterien und unserem Fettkonsum bestehen unzweifelhaft ganz innige Beziehungen. Das richtige Öl kann zum Schmiermittel für den wertvollen roten Lebenssaft und seine Umlaufbahnen werden. Das falsche kann die Adern verstopfen, vorzeitig alt und starr werden lassen oder Infarkte in den Herzkranzgefäßen und im Gehirn verursachen.

Unser täglicher Fettkonsum hat direkte Auswirkungen auf die Gesundheit unserer Gefäße.

1. Auf dem richtigen Weg sind Sie schon, wenn Sie pflanzliche Öle den tierischen Fetten grundsätzlich vorziehen (hier gibt es nur ganz wenige Ausnahmen, wie etwa das gefäßschützende Fischöl).
2. Noch besser wird es, wenn die fette Samenausbeute naturbelassen auf den Tisch kommt, das Öl also fast unverändert aus dem Samen in die Flasche oder Dose fließt und so eskortiert von einem ganzen Hofstaat an Begleitsubstanzen den Verbraucher erreicht.
3. Optimal schließlich gestaltet sich das Ganze, wenn zusätzlich noch eine überlegte, sachverständige Auswahl unter den zahlreichen Speise- und Spezialölen sowie den unterschiedlichen Ölsaaten getroffen wird und der Verbraucher oder Patient die »glückliche Mischung« findet.

Was kaum bekannt ist: *Lecithin *gehört zu den zuverlässigsten Cholesterinbremsen überhaupt. Enthalten ist es z. B. in Soja-, Lein- oder Maiskeimöl in höherer Dosierung.*

▸ Rat bei *Fettstoffwechselstörungen*: Vor Jahren wütete die Cholesterin-Hysterie. Inzwischen ist klar, daß man näher hinsehen muß und daß es beispielsweise noch viele andere Entartungen des Fettstoffwechsels gibt, die an die Herzkranzgefäße gehen. So z. B. ein riskanter Überschuß an Homocystein im Blut.

▸ Als *Cholesterinsenker* haben sich * *Nachtkerzen- und Borretschöl* erwiesen. In diesem Falle am besten in Form von Kapseln zugeführt. Wie kanadische Untersuchungen gezeigt haben, wirken Gaben von Gamma-Linolensäure cholesterinsenkend.

▸ Was *diätetische Maßnahmen* zur Regulierung und Normalisierung solcher Störungen anbelangt, hat ausgerechnet das Fett – der Risikostoff der jüngeren Medizingeschichte schlechthin – manches zu bieten. So gilt z. B. * *Distelöl*, wie bereits beschrieben, als Mittel der Wahl bei der begleitenden Behandlung von Fettstoffwechselstörungen und zur Arteriosklerose-Vorbeugung.

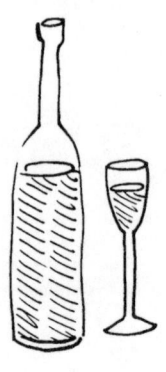

»Kreta-Diät«

Sommer 1997–Kardiologen im Kreta-Fieber

Staunend und manchmal auch ungläubig blinzelnd, studierten Hunderte von Experten in Koronarfragen (Kardiologen = Herzspezialisten) auf ihrem großen, alljährlich stattfindenden Internationalen Fachkongreß in Stockholm die Ergebnisse einer Studie mit 605 Herzinfarkt-Patienten. Deren stets bedrohtes Los und bedenklich eingetrübte Perspektiven hingen nicht am seidenen Faden von Tabletten, Blutdrucksenkern oder ähnlichem. Viel wirkungsvoller erwies sich der Speisezettel, und zwar in Gestalt einer Nahrungsmittelauswahl, die als »Kreta-Diät« die Runde machen sollte (auch als »Mediterrane Kost« bekannt): Olivenöl an erster Stelle, dazu reichlich Obst und Gemüse sowie ab und zu ein Glas Rotwein. Was die versammelten Kapazitäten so überzeugte: Bei den untersuchten Patienten waren die Herzbeschwerden parallel zur Ernährungsumstellung praktisch vollständig verschwunden, die Sterblichkeit verringerte sich um sagenhafte 70 Prozent, sogenannte plötzliche Todesfälle aufgrund von Herzrhythmusstörungen traten gar nicht mehr auf!

- Hilfreich für Herz und Gefäße ist die bereits vorgeschlagene »*Rotation*« bei der Verwendung von Speiseölen in der Küche, z. B. in der Abfolge: * Olivenöl – * Distelöl – * Rapsöl – * Sonnenblumenöl, ergänzt durch * Sojaöl, * Sesamöl und gelegentlich auch durch therapeutische Öle wie * Traubenkernöl oder * Nachtkerzenöl.
- * Heißer Tip: *Rapsöl*! Neue Untersuchungen zeigen, daß seine Zusammensetzung Herz und Gefäße in besonderer Weise schont und schützt. Rapsöl zeichnet sich unter allen Speiseölen und Fetten durch den niedrigsten Gehalt an gesättigten Fettsäuren aus und sollte deshalb im Rahmen einer herz-kreislaufgesunden Ernährung bevorzugt berücksichtigt werden.
- Bei Herzrhythmusstörungen, zur Vorbeugung gegen Folgeinfarkte und den plötzlichen Herztod greife man zu * *Hanföl* und * *Leinöl*. Schutzfaktor ist hier die enthaltene Alpha-Linolensäure. Entsprechende positive Effekte sind gut dokumentiert. Ein Zusatz von Alpha-Linolensäure zur Nahrung verringerte Fälle von plötzlichem Herztod um 70 Prozent. Zweit- oder Drittinfarkte traten fast keine mehr auf. Besonders gefährdete Personenkreise (z. B. Patienten mit Übergewicht, hohem Blutdruck, koronaren und sonstigen Gefäßveränderungen) sollten – immer natürlich in Rücksprache mit dem behandelnden Arzt – zur sichereren Dosierung auf Leinöl-Kapseln (Apotheke, Reformhaus) zurückgreifen.
- Ähnliches gilt übrigens auch bei *Thrombosen* und Thrombose-Prophylaxe: * *Hanföl* oder *Leinsamenöl* – hier beispielsweise in Frischkostsalaten, Quark- oder Gemüsegerichten – entfaltet indirekte Schutzwirkungen. Basis ist dabei wieder die Alpha-Linolensäure. Aus dieser synthetisiert der Körper über zwei Zwischenstufen die Eicosapentaensäure, eines der effektivsten körpereigenen »Gefäß-Pflegemittel« (Herzschutz, Infarktrisiko-Minderung), das auch dem * *Fischöl* seine spezifischen Schutzwirkungen verleiht (Kapseln, regelmäßige Fischmahlzeiten). Solche Schutzwirkungen reduzieren zudem auch die Thrombose-Neigung deutlich.

Empfehlung: Geringe Mengen der aufgeführten Öle in die Speisen geben. Dafür gesättigte Fette aus Wurst, Käse etc. massiv einsparen.

Im Falle von niedrigem Blutdruck wird empfohlen: * *Walnußöl – am besten zu Salaten, Frischkostspeisen, gedämpften Gemüsen u. ä.*

Husten, Bronchitis, Heiserkeit, Verschleimung der Atemwege

▶ *Universalrezept* für die oberen wie unteren Atemwege nach Pfarrer Kneipp: täglich 3-4 Kaffeelöffel * *Mandelöl* einnehmen.

▶ *Hustenöl nach der Hl. Hildegard*: Hierzu nimmt man * 70 ml Wermutsaft (am besten Frischpflanzensäfte aus Reformhaus oder Apotheke), mischt diesen mit 200 ml Olivenöl und läßt das Ganze bei viel Sonnenlicht und Wärme mehrere Wochen lang stehen. Immer wieder gut durchschütteln. Bei Husten, Brustschmerzen oder zur begleitenden hausmedizinischen Behandlung von Rippenfellentzündungen u.ä. immer nur wenige Tropfen des Öls in die Brust einreiben. *Problem:* Nach Hildegard soll man das Öl erst nach einem Jahr verwenden. Dann ist es allerdings bereits stark gealtert, teilweise ranzig und riecht entsprechend unangenehm. Keinesfalls also innerlich verwenden!

Es empfiehlt sich, fertiges Wermutöl im Fachhandel zu kaufen (siehe Bezugsquellenhinweise im Anhang des Buches).

Heuschnupfen

▶ Wer im Frühjahr regelmäßig mit Beginn der Pollenflugsaison unter Heuschnupfen leidet, sollte versuchen, mit Hilfe von rechtzeitigen * *Schwarzkümmelöl-Kuren* (3 g täglich = 6 Kapseln) bereits in den letzten Wintermonaten vorzubeugen. Dem besonderen Mix an Inhaltsstoffen in diesem therapeutischen Öl schreibt man die Eigenschaft zu, das Immunsystem so zu regulieren und auszubalancieren, daß es weniger leicht zu »überschießenden« allergischen Attacken kommt.

▶ *Ölkur für allergische »Triefnasen«*: Bei vielen Menschen läuft ständig die Nase – ein Phänomen, das oft im Zusammenhang mit Heuschnupfen auftritt, aber auch das ganze Jahr über anhalten kann. In solchen Fällen sollte man es einmal (oder besser mehrmals) mit * *Nasenöl-Spülungen* probieren. Man mischt dazu * Mandelöl mit * Schwarzkümmelöl im Verhältnis 2:1. Die Nase vor der Anwendung kräftig freischneuzen und putzen. Etwas von dem Öl in die Nasengänge geben, den Kopf weit nach hinten beugen und kurze Zeit so verharren, bis sich das Gemisch gut verteilt hat. Danach den Kopf wieder aufrichten und eine kleine Weile hängen lassen.

Hühneraugen

▶ Auf die betroffenen Hautstellen an Fuß und Zehen mehrmals täglich ein klein wenig * *Rizinusöl* auftragen und leicht einmassieren.

▶ Aus Italien kommt folgende volksmedizinische Empfehlung: Hühneraugen regelmäßig mit leichten * *Kompressen aus Leinöl* behandeln. Ein kleines Leinen- oder Baumwolltuch verwenden, mit dem körperwarmen Öl tränken und längere Zeit auflegen.

Impotenz

▶ *Orientalischer Liebeszauber mit * Schwarzkümmelöl*: Die Heilpflanze galt und gilt im Orient als Geheimtip zur Steigerung der männlichen Liebeskraft (Libido) und zur Behebung – medizinisch ausgedrückt – »erektiler Dysfunktionen«. Die moderne Medizin hat dafür einleuchtende Erklärungen gefunden, z. B. in der nachweislichen Aktivierung vieler Körperdrüsen. Dabei werden vermehrt gerade auch Sexualhormone gebildet und ins Blut abgegeben.

Schwarzkümmelöl wirkt zudem gefäßerweiternd und verbessert Lebensgefühl und Stimmung.

▶ Traditionell nimmt man zu diesem Zweck Mischungen aus * Schwarzkümmelöl und feingemahlenem * Bockshornklee (Apotheke) sowie * Origanum ein. In diesem Fall am besten offenes Öl verwenden, die Gewürze – jeweils eine Prise – ins Öl mischen und das Ganze beispielsweise zum Salat-Dressing geben bzw. einen TL davon morgens und abends einnehmen.

▶ Außerdem werden gelegentliche * *Sitzbäder mit Schwarzkümmelöl* (5 Liter Wasser, 2–3 EL Schwarzkümmelöl und ggf. etwas ätherisches Öl) empfohlen. Dauer: etwa 10 Minuten. Das Wasser sollte nur lauwarm sein.

> **»Pep-up«-Cocktail zur Stärkung der Manneskraft**
> ▶ Hierfür brauchen Sie * ein Glas Vollmilch (am besten Vorzugsmilch aus dem Reformhaus).
> ▶ Dazu geben Sie * ein rohes Eigelb sowie * einen EL Weizenkeimöl (kaltgepreßt, frische Qualität), * einen EL Weizenkeime (müssen ebenfalls sehr frisch sein), * einen TL Lecithinpulver oder -granulat (Apotheke, Drogerie) und * einen EL kaltgeschleuderten, ohne Erhitzung gewonnenen Honig.
> ▶ Nun noch * einen TL Sesamsaat und * einen EL Kürbiskerne in einer Kaffeemühle fein zermalen und dem Getränk beigeben.
> ▶ Um das Ganze gründlich zu vermischen, geben Sie es am besten in einen Mixer.
>
> Der »Pep-up«-Cocktail ersetzt eine Hauptmahlzeit, ist im Hinblick auf Vitalstoffe ausgesprochen gehaltvoll und vermag mitunter beim Konsumenten einen Schub an Energie freizusetzen.

Infektanfälligkeit, Immunstärkung
(Neigung zu Husten, Schnupfen, Heiserkeit)

Eine Ölkur für die Nase macht es den Krankheitserregern schwerer, diese wichtige Schutzbarriere zu überspringen und in den Körper einzudringen.

▶ * *Ayurveda-Ölsaugen* (Gandhusa) mit »gereiftem« Sesamöl: Zuerst wird ein TL des Öls etwa 3 Minuten lang durch die Zähne gesogen. Danach spuckt man das verbrauchte Öl aus. Schließlich gurgelt man mit etwas frischem Öl gründlich, nach sorgfältiger Vermischung mit dem Speichel. Dieser letzte Schritt ist wichtig und nützlich zur Reinigung der Mandeln.

▶ *Einreibungen* mit gereiftem bzw. naturbelassenem * *Sesamöl* in die Nasenlöcher. Hochziehen des Öls in die oberen Bereiche der Nasengänge. Dies verhindert ein Austrocknen der Nasenschleimhäute.

▶ Nach Dr. Norman Shealy (Springfield, USA) kräftigen kurmäßig über mehrere Wochen täglich angewandte *Bauchumschläge* (Wickel) mit * heißem Rizinusöl vor allem das Immunsystem und stärken die Widerstandsfähigkeit gegen Infektanfälligkeit und Herpeserkrankungen.

▶ Spezial-Rezept zur Mobilisierung des Immunsystems: * *Ölkauen mit Schwarzkümmelöl und Nachtkerzenöl*. Dazu verwendet man als Basisöl * 100 ml Sonnenblumenöl und gibt diesem jeweils 25 ml Nachtkerzen- sowie Schwarzkümmelöl zu. Von dieser Mischung nimmt man jeden Morgen einen halben EL und praktiziert das bereits beschriebene Ölkauen (10–15 Minuten lang). Besonders die beiden therapeutischen Öle entfalten ein zusätzliches und vielseitiges Wirkungsspektrum. Gemeinsamer Nenner dabei ist die indirekte Beeinflussung zentraler Steuerungsmechanismen unseres Abwehrsystems.

Insektenstiche

Von Schnaken gejagte und geplagte Jogger sollten es einmal ausprobieren: Eine Mischung aus * 5 g Rizinusöl, 75 ml Wasser, 10 ml Zitronenöl, 4 ml Nelkenöl, 2 ml Rosmarinöl und 2 ml Eukalyptusöl wird in einem Gefäß gut durchgeschüttelt und vor dem Aufenthalt im Freien vorbeugend in die bloßliegenden Hautpartien einmassiert. Dies schützt, wie die Anwender versichern, zuverlässig vor den Attacken der Insekten.

»Jungbrunnen«

Zwei Natursubstanzen sind es, davon war der griechische Philosoph Demokrit (um 460 v. Chr.) überzeugt, die dem Menschen ein langes Leben in Gesundheit und bei vollständigem Wohlbefinden schenken können: Er müsse nur »innerlich * Honig und äußerlich * Öl anwenden«. Der Denker selbst handelte nach seiner Überzeugung und wurde über 90 Jahre alt.

Das Geheimrezept der Hundertjährigen nach Demokrit.

Jungbrunnen Chlorophyll – das »grüne Blut« der Pflanzen

> *Die Alchimie der Farben*
> Blattgrün (Chlorophyll) zählt man zur »Überlebensmedizin« für ein neues, gesundheitsbewußtes Zeitalter. Das »grüne Blut« der Pflanzen wirkt wie eine belebende Dusche auf den menschlichen Organismus, als vitalisierende Transfusion und Auffrischung der Kräfte. Sie können sich diese besonderen belebenden Eigenschaften auf intensive Weise zunutze machen, indem Sie kleinere Mengen * Kürbiskernöl z. B. zum Saltdressing hinzugeben oder Gemüsegerichte, Aufläufe (hier kurz vor dem Servieren verwenden) damit anrichten.

- Ein Jungbrunnen für das Bindegewebe (hält es straff, flexibel, geschmeidig) sind * Traubenkernöl und die darin enthaltenen Procyanidine.
- Auch * Hanf gilt insbesondere in der Ayurvedamedizin als Verjüngungsmittel erster Ordnung. Besorgen Sie sich also im Fachhandel kleine Mengen hochwertigen Öls aus dieser alten Kultur- und Kultpflanze, und geben Sie dieses in kleinsten Portionen den Speisen (Salaten u. ä.) bei.

Kinder und ihre Wehwehchen

- Zur *Hautpflege bei Babys* (u. a. zur Verhinderung wunder Pos) eignet sich ein ganz einfaches Mittel hervorragend: reines * *Mandelöl*.
- Zeigt sich der Nachwuchs überaktiv und kaum zu bändigen (Hyperaktivität), kann man es mit kleinen Dosen * *Nachtkerzenöl* probieren (Kapseln). Die dabei wirksame Substanz ist die Gamma-Linolensäure (GLS). Da dieser Stoff auch in Hanf (-Produkten) enthalten ist, kann man es auch mit sehr gering dosiertem *Hanföl* (Zugabe zu Salaten und Gemüsegerichten) probieren.
- Sanfte Sofort-Hilfe bei *Verdauungsbeschwerden* der Kleinen nach Pfarrer Kneipp: * 3–4 Kaffeelöffel Süß-Mandelöl wirken als mildes Abführmittel und entkrampfen den Darm.

Knochen, Knochenbrüche, Entzündungen u. ä.

▶ Zur Unterstützung des Heilungsvorganges eignen sich nach Erfahrungen des Naturheilkundlers Pater Thomas Häberle insbesondere * *Einreibungen mit Olivenöl,* und zwar sowohl bei Knochenbrüchen als auch bei Rissen, Osteoporose, Wirbelsäulenleiden und allen entzündlichen Prozessen im Bereich des Skeletts. Einfach das Öl an den entsprechenden schmerzenden oder sonst betroffenen Stellen einreiben. Ein Teil zieht von allein in Haut und Gewebe ein. Den Rest wischt man mit einem groben Tuch oder etwas Zellstoff ab.

Pater Häberle behandelte mit diesem Mittel sogar so ernste Erkrankungen wie Entzündungen des Knochenmarks.

Koliken

▶ Bewährte Hausmittel bei Gallen- und Nierensteinkoliken sowie Magen-Darm-Koliken: * *Kataplasmen mit Leinsamen/Leinsamenöl.* Kataplasmen sind kleine, heißangewandte Auflagen. Dabei tränkt man ein Tuch (Baumwolle, Leinen) mit dem erhitzten Öl und deckt die schmerzenden Körperbereiche damit ab.
▶ * Heiße *Bauchumschläge mit Rizinusöl* zur Entkrampfung, Lösung bei Darmkoliken und zur Anregung des Gallenflusses (Gallenkoliken).

Solche Auflagen haben die Eigenschaft, lange warm zu bleiben und zu halten. Sie bringen dadurch Stockendes wieder zum Fließen und lösen Verkrampfungen oder Verhärtungen.

Konzentrationsstörungen

▶ * Speiseöle mit viel * *Lecithin.* Untersuchungen zeigen, daß der moderne Esser immer weniger Lecithin, einen fettähnlichen Stoff, zu sich nimmt. Diese Substanz wirkt aber direkt auf die »grauen Zellen« und hilft, die geistigen Funktionen aufrechtzuerhalten oder wiederherzustellen.
Nur bei ausreichender Versorgung läuft der Informationsaustausch zwischen den Gehirnzellen »wie geschmiert«, bleiben Gedächtnis und Konzentrationsfähigkeit intakt – beides unabdingbare Voraussetzungen, um den wachsenden und wechselnden

Anforderungen im Beruf geistig gewachsen zu sein. Besonders lecithinreich sind: * Sojaöl (bis 3 Prozent), * Maiskeimöl (bis 2 Prozent), * Leinöl (ca. 1,8 Prozent), * Sonnenblumenöl (bis 1 Prozent).

Die Rezeptur geht auf Hinweise der Hl. Hildegard zurück, die dem Anwender bei getreulicher Befolgung versprach: »Die Vergeßlichkeit in ihm wird vermindert werden«.

▶ *Hildegard-»Gedächtnis-Öl«* nach Dr. Hauschka: Dazu bereitet man aus etwa 30 g frischgepflücktem * Brennesselkraut ein wenig Saft und vermischt diesen mit 50 ml Olivenöl. In einer kleinen Flasche aufbewahren und vor der Verwendung immer kräftig durchschütteln, da sich die beiden Flüssigkeiten naturgemäß nicht gut verbinden.

Man kann auch Pflanzen-Frischsäfte verwenden, wie sie in Reformhaus und Apotheken sowie neuerdings auch in Bioläden angeboten werden. Gedacht sind solche Mischungen zur äußerlichen Anwendung. Man reibt etwas von dem Öl in die Haut ein, und zwar in einer festgelegten Reihenfolge: zunächst am Brustbein und dann jeweils in der Schläfengegend.

Krampfadern

▶ In der französischen Aromatherapie empfiehlt man bei Venenproblemen und Krampfadern eine kurmäßige Anwendung über ein bis zwei Wochen mit Mischungen aus folgenden Komponenten: * *Calophyllumöl* und *Hagebuttenkernöl* (beides fette Öle) sowie Lorbeer (ätherisches Öl) im Verhältnis 30 : 30 : 1.

▶ Bei *müden Beinen* hat sich auch * *Ringelblumenöl* bewährt. Es handelt sich dabei um Auszüge aus Calendula officinalis in Soja-, Erdnuß- oder Mandelöl. Verwendet werden die Blüten der Pflanze: Sanfte Massagen mit diesem Öl »erleichtern« müde, schwere Beine, beseitigen dort Stauungen und lassen das Blut besser zirkulieren.

▶ Legen Sie bei Beschwerden vor dem Zubettgehen einen Wickel mit * Leinöl (körperwarm) an, und lassen Sie die Inhaltsstoffe über Nacht einwirken.

Krebs

Fette werden von Krebsforschern mit Skepsis und Argwohn betrachtet. Ein Übermaß, vor allem an tierischen Erzeugnissen, fördert mit Sicherheit bestimmte Tumorarten wie beispielsweise Brust- oder Darmkrebs.

Das Fett gehört jedoch nicht pauschal auf die Anklagebank, in Sippenhaft gewissermaßen. So zeigte sich z. B. bei einer Untersuchung am Onkologischen Zentrum von Aviano, daß bestimmte pflanzliche Öle sogar als Krebsschutzfaktor wirken, dann nämlich, wenn der Anteil an einfach- oder mehrfach ungesättigten Fettsäuren gegenüber dem an gesättigten Fettsäuren deutlich überwiegt – so wie dies bei nativen pflanzlichen Ölen der Fall ist und es in diesem Ratgeber empfohlen wird.

Unsere Faustregel für einen zuverlässigen Krebsschutz:

- ▶ * Fettverzehr insgesamt deutlich reduzieren, durch Vermeidung von versteckten Fetten und durch Auswahl besonderer – vegetarischer – Brotaufstriche.
- ▶ Immer wieder einmal natives Sonnenblumenöl, kaltgeschlagen, für die Salate verwenden.
- ▶ *Leinöl-Quark-Speise etwa zwei- bis dreimal pro Monat auf den Speiseplan setzen. Vom Leinöl dabei immer nur geringe Mengen kaufen, da es selbst im Kühlschrank schnell ranzig wird.

Weitere Empfehlungen:

- ▶ Die regelmäßige Einnahme von * *Schwarzkümmelöl* (offenes Öl, Kapseln) soll nach den Erkenntnissen eines amerikanischen Forschungsinstituts Krebszellen zerstören können und gleichzeitig das Immunsystem – z. B. durch vermehrte Interferonproduktion – stärken. Auch hier kann man nur allgemein die kurmäßige Einnahme von 1,5–3 g pro Tag über längere Zeiträume empfehlen.

Richtiggehende Beweise für eine Antikrebswirkung des Schwarzkümmelöls stehen noch aus. Auf wissenschaftlichen Kongressen (z. B. Neu Delhi, 1994) wurde jedoch bereits über entsprechende Hypothesen diskutiert.

> *Zitronensaft, Früchte und Getreide-Samen rührt man zusammen und gibt die Creme darüber. Eine solche Mischung läßt sich übrigens leicht in einer kleinen Kaffeemühle bereiten.*

> *»Creme Budwig«* – *Anti-Krebs-Diätetikum nach Dr. Budwig*
> ▶ Für die Creme benötigt man erst einmal * 4 TL Magerquark. Dieser wird cremig geschlagen. Hinzu gibt man * 2 TL Leinöl und verquirlt das Ganze im Mixer möglichst intensiv.
> ▶ *Weitere Zutaten*: * Frischer Zitronensaft (1/2 Frucht), * 1 Banane, zerdrückt, * 1 Birne (oder eine andere Frucht der Saison ggf. auch Apfel, zwei Pflaumen, drei Aprikosen, ein Pfirsich oder ähnliches), * 2/1 Getreide-Samen-Mischung aus 2 TL frisch gemahlenem Getreide bzw. Buchweizen und 1 TL gemahlenem Samen: (Leinsamen, Mandeln, Sonnenblumenkerne, Sesamsaat).

▶ * *Hanföl:* Hier ist vor allem ein besonderer, ja geradezu brisanter Bestandteil interessant, und zwar das enthaltene Hanfharz. In klinischer Anwendung haben sich bei Krebspatienten günstige Einflüsse auf »Gewicht, Appetit, Übelkeit und Stimmung« gezeigt (Dr. Robert Gorter). Hauptwirkstoff ist dabei THC (Delta-9-Tetrahydrocannabiol). Auch hier gibt es starke Argumente gegen eine Beschränkung auf Einzelfaktoren. Vielmehr sollte man auf solche Mittel setzen, die aus dem Gesamtverband der Pflanze bzw. des Samens gewonnen wurden. Zu derartigen Komplexmitteln der Natur gehört das schonend gewonnene Hanföl.

> *Kraft der Kerne gegen Krebs*
> Bestimmten Fruchtkernen und den daraus gewonnen Extrakten schreibt man in Teilen der biologischen Medizin vorbeugende krebsfeindliche oder sogar therapeutische Wirkungen zu. Dies gilt z. B. für * Aprikosenkerne und * Mandeln. Vor allem zur Vorbeugung oder bei speziellen Gefährdungen (höheres Alter, Häufung von Krebsfällen in der Familie) sollte man deshalb entsprechende Öle zumindest immer wieder einmal kurmäßig einnehmen. Wenn sie denn wirken, so mit Sicherheit nur als kaltgepreßtes, aus hochwertigem Saatgut gewonnenes Produkt.

Leber und Galle

▶ Bei Leber- und Gallenstörungen wird in der Volksmedizin des Mittelmeerraumes empfohlen, in der Küche hauptsächlich * *Olivenöl* zu verwenden (unterstützt z. B. die Gallensekretion).
▶ Als leberschützendes Öl gilt auch das * *Nachtkerzenöl*. Hinweise auf entsprechende Wirkungen haben mehrere wissenschaftliche Studien (England) erbracht.

> *Leber-Reinigungskur für Entschlackungskünstler*
> Dazu trinkt man an zwei Abenden vor dem Schlafengehen eine Mischung aus * 60 ml frischgepreßtem Zitronensaft und * 60 ml Olivenöl (beste Qualität, aus erster Pressung). Am dritten Abend verdoppelt man die Dosis. Um die dadurch angestoßene Reinigungswirkung zu erhöhen, kann oder sollte man am darauffolgenden Morgen einen Einlauf bzw. eine vergleichbare Darmreinigungsmaßnahme vornehmen (Glaubersalz, Rizinusöl).

Trinken Sie Zitronensaft und Olivenöl zur Entschlackung.

Lymphsystem, Lymphstau, zähe Lymphe
(geschwollene Lymphknoten u. ä.)

Die Aufgaben und Funktionen der Lymphe – der »blassen Schwester des Blutes« – sind sehr vielseitig (Verwertung und Transport der Fette, Infektabwehr, Entgiftung des Körpers). Geschwollene Lymphdrüsen sollten deshalb immer als Alarmsymptom des Körpers beachtet werden. Sie deuten darauf hin, daß der Organismus starken Belastungen ausgesetzt ist. Ursachen dafür können banale Infekte sein, ebenso wie ernsthafte Erkrankungen (bestimmte Krebsarten) oder auch einfach Überlastungen der Ausscheidungswege im Zusammenhang mit Fasten- oder Entschlackungskuren. Es empfiehlt sich deshalb, die vorliegenden Beschwerden (schmerzende, geschwollene Lymphknoten) diagnostisch gründlich abklären zu lassen.

Die Öl-Naturapotheke hält zahlreiche Mittel bereit, die den stockenden Lymphfluß wieder anregen und Entzündungen der Drüsen lindern, bessern oder beseitigen können.

▶ Unter den ätherischen Ölen schreibt man besonders jenem aus dem * *Lorbeerbaum* (Laurus nobilis) heilende Wirkungen beispielsweise bei geschwollenen Lymphknoten zu. Um ein mildes *Lymphdrainage-Öl* selbst herzustellen mischt man * 30 ml Mandelöl und 1 ml Lorbeeröl und bestreicht damit die geschwollenen Lymphdrüsen leicht, ohne Druck. In der Umgebung der betroffenen Drüsen/Körperteile werden die Massagebewegungen von der Peripherie in Richtung Brust (Solarplexus) durchgeführt.

▶ Zu den traditionellen Mitteln der Erfahrungsheilkunde bei Lymphreinigung und -Stärkung zählen arzneiliche Zubereitungen aus der * *Walnuß* (Juglans regia). Viele der hier wirksamen biochemischen Verbindungen gehen bei der schonenden Pressung der Nuß auch in das Öl über. Walnußöl eignet sich daher besonders für Menschen, die oft an Begleitsymptomen einer Störung des lymphatischen Systems leiden. Dies sind nach Dr. Rauch und Dr. Kruletz alle chronisch-eitrigen Prozesse, Entzündungen im Rachenraum, den Nasennebenhöhlen u.ä., sowie lymphatische Hautstörungen wie Milchschorf und Kopfgrind.

▶ Hilfreich zur Anregung des Lymphflusses und damit der Koordination der Entgiftungsprozesse sind auch besondere * *Reibemassagen mit Öl-Getreidegemischen*. Dafür bereitet man aus etwas Sesamöl und grobem Weizenschrot einen Brei und erwärmt ihn auf Körpertemperatur. Diese Masse wird (am besten im Duschbecken oder in der Badewanne) auf die nackte Haut – vom Hals bis zu den Zehen – aufgetragen und der Körper wie bei einer Trockenbürstenmassage mit kreisenden Bewegungen abgerieben. Massage-Richtung: immer zur Leibesmitte hin, ausgehend von den Füßen.

▶ Zur Mobilisierung des Lymphflusses bei allen Stauungen sowie allgemein zur Anregung der Entgiftung sind * heiße *Bauchumschläge mit Rizinusöl* (siehe »Entschlackung«) ebenfalls hilfreich. Mit dem Öl kann man auch, weniger umständlich, Schnell-Kompressen machen. Einfach ein Geschirrtuch mit etwas angewärmtem Öl tränken und eine Zeitlang fest auf den Bauch auflegen.

Magen-Darm-Beschwerden

▶ * *Heißangewandte Auflagen mit Leinöl* lösen stockende Abläufe, Verkrampfungen, sorgen für gute Durchblutung und beseitigen oft schnell und wirkungsvoll krampfartige Schmerzen und Zustände.
▶ Der aus Kindertagen bekannte und gefürchtete * Lebertran ist nichts anderes als das neuerdings zu Ehren gekommene Fischöl. Dem darin enthaltenen Vitamin A sagt man Schutzwirkungen auf die Magenschleimhaut nach, was chronische Entzündungen verhindert und damit langfristig auch dem Auftreten von Magenkrebs vorbeugt.
▶ Weitere innerliche Anwendungen und »therapeutische« Küchentips: * Leinöl oder * Olivenöl. Diese Speise- bzw. medizinischen Öle wirken nicht nur sehr mild abführend. Die enthaltenen hohen Anteile an Schleimstoffen lindern auch die Beschwerden bei Schleimhautentzündungen und unterstützen die Regeneration der angegriffenen Darmwände.
▶ Schon im Ägypten der Pharaonenzeit galt er als das Heilmittel schlechthin für den kranken oder gestreßten Magen und Darm: der * *Schwarzkümmel*. Diese Hochschätzung ist im Orient bis heute erhalten geblieben, die Heilpflanze hat sich also seit nicht weniger als vier Jahrtausenden in der täglichen Praxis immer wieder bewährt. Bei uns empfiehlt man neuerdings, zur Beruhigung von Magen und Darm * *Milch-Mix-Getränke mit Schwarzkümmelöl* einzunehmen. Dazu gibt man vor dem Schlafengehen 2 EL Schwarzkümmelöl und 1 EL Honig in ein Glas mit Milch und rührt das Ganze gut durch. Die ursprüngliche, traditionelle Rezeptur der Pharaonen-Medizin lautete allerdings etwas anders. Als »Trägerflüssigkeit« für Arzneisubstanzen verwendete man am Nil keinesfalls Milch, sondern praktisch ausschließlich Bier oder Wein. Auch an dieser original-ägyptischen Praxis kann man sich bei der Selbstbehandlung orientieren, wobei natürlich die Alkoholika immer sparsam – eben als Medizin – konsumiert werden sollten.

Eine entsprechende Kur muß nicht zur Selbstkasteiung werden: Heute kann der alles andere als süffige und schmackhafte Tran auch in Form von Kapseln eingenommen werden.

Man bedenke im Zusammenhang mit solchen historischen Rezepturen: Bei der ägyptischen Medizin handelte es sich nicht etwa um »Hokuspokus«. Sie stand vielmehr zu ihrer Zeit in allerhöchstem Ansehen, und dies vor allem wegen der damit erzielten Erfolge. Anklänge, Nachklänge dazu finden sich in der antiken Literatur Griechenlands an verschiedenen Stellen. So sprach beispielsweise Homer bewundernd vom alten Ägypten als »einem Land der Ärzte, die die weisesten der Welt sind«.

▶ Bei Problemen mit Magen und Darm, insbesondere den Schleimhäuten (häufige Entzündungen u.ä.) sollte man versuchsweise einige Zeit * Mandelöl als Speiseöl in sparsamen Mengen verwenden, eventuell mit * Olivenöl im Verhältnis 1:2 gemischt. Mandelöl hat eine nachgewiesenermaßen einhüllende und reizmildernde Wirkung.

MCS (Multiple Chemical Sensitivity)

Die Umweltkrankheit MCS hat momentan beunruhigend hohe »Zuwachsraten«

Der Körper reagiert bei MCS überempfindlich (allergisch) auf und gegen zahlreiche chemische Substanzen, wie sie inzwischen überall im normalen Lebensbereich (Wohnen, Arbeit, Kleidung, Lebensmittel) vorkommen.

Da auch in diesen Fällen das Immunsystem im Brennpunkt des Geschehens steht und die innere Balance einer gesunden Körperabwehr verlorengegangen ist, kann es angeraten sein, sogenannte immunmodulierende Substanzen anzuwenden.

▶ Dazu zählen vor allem * *Nachtkerzenöl* (auch * *Borretschöl*) sowie das * *Schwarzkümmelöl*.

▶ Überdies sollte man am besten gleich einen »Zangenangriff« gegen die Beschwerden führen: Einmal durch die intensive Entgiftung mit Hilfe des * *Ölsaugens*. Dazu mischt man Schwarzkümmel- und Nachtkerzenöl mit Sonnenblumenöl (im Verhältnis 1:1:10) und kaut dieses dann, wie bereits beschrieben, morgens und abends für etwa 10 bis 15 Minuten. Zum anderen nimmt man die erwähnten Öle – am besten und sichersten in Form von Kapseln – kurmäßig über mehrere Wochen ein.

Migräne, Kopfschmerz

▶ Als sehr effizientes Mittel gilt hier das * *Pfefferminzöl*, und zwar als ätherisches Öl oder als Ölaufbereitung mit Wirkstoffen aus der Heilpflanze (hauptsächlich Menthol und Menthon, Apotheke, Reformhaus). In kontrollierten klinischen Tests (Neurologische Universitätsklinik Kiel) haben sich solche Öle als hochwirksam erwiesen. Sie stehen den so gepriesenen und überdies viel zu häufig eingenommenen Standard-Arzneien (Acetylsalicylsäure, Paracetamol) in nichts nach. Letztere weisen sehr bedenkliche Nebenwirkungen auf, wie z. B. Magenschleimhautblutungen oder Nierenschädigungen. *Einfaches, harmloses Natur-Rezept:* * Pfefferminzöl in die Schläfenpartie einmassieren. Genau dort nämlich, wo die Augenbrauen aufhören – befinden sich bestimmte Akupressurpunkte, deren Stimulierung zusätzlich gegen den Kopfschmerz wirkt.

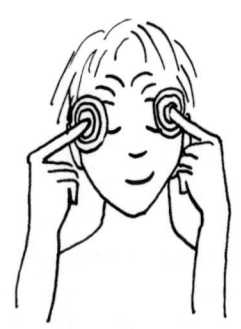

Am besten einfach Pfefferminzöl sanft in die Schläfe einmassieren.

▶ * *Hildegards Anti-Migräne-Salbe*: Dazu benötigt man etwa * 60 g Lanolin, 60 ml frischgepreßten Veilchensaft und * 20 ml Olivenöl. Für die Zubereitung wird das Lanolin in einem kleinen Topf geschmolzen. Man gibt die weiteren Zutaten hinzu und vermischt alles gut miteinander. Danach läßt man es abkühlen und fest werden. Hildegard-Freunde haben mit der auf diese Weise entstandenen Salbe (es gibt sie auch fertig zu kaufen, in diesem Falle originalgetreu mit »Bocksfett« zubereitet) gute Erfahrungen gemacht. Sie soll vor allem bei Stirnkopfschmerz helfen, wenn man das Fett quer über die Stirn in die Haut einreibt.

▶ Bewährt hat sich bei Kopfschmerzen die Einnahme von * *Schwarzkümmelöl* (1,5–3 g täglich). Die Beschwerden können nämlich mit hormonellen Ungleichgewichtszuständen zusammenhängen. Das spezielle Inhaltsprofil der orientalischen Heilpflanze wirkt in diesem Falle harmonisierend.

- Ebenfalls aus dem Orient ist eine uralte Rezeptur gegen migräneartige Kopfschmerzattacken überliefert, für die man nur etwas * *Aprikosenöl* benötigt. Dieses wird dann möglichst frühzeitig, bei Ankündigung der Schmerzen, in die Kopfhaut einmassiert.
- Erfahrungen der Ayurvedamedizin lassen darauf schließen, daß * *Niem-Anwendungen* bei Kopfschmerzen und Migräne helfen können. Tip: Reiben Sie Stirn, Schläfen, insbesondere auch Augenbrauen und Nasenflügel mit Niembaumöl ein, eventuell mehrmals im Stundenabstand.

Multiple Sklerose (MS)

Auch wenn Nachtkerzenöl eine reguläre Therapie sicher nie wird ersetzen können, hilft es vielleicht immerhin, den Allgemeinzustand und die Perspektiven der Betroffenen zu verbessern.

Für den Stoffwechsel der MS-Kranken spielen Fettsäuren eine wichtige Rolle, und zwar sowohl was die Förderung als auch die Unterdrückung der Entzündungsvorgänge angeht. Betroffen sind die Nerven, genauer gesagt jene Schutzschicht, welche die Leitungsbahnen umhüllt (Myelin).

- Englische Untersuchungen (Field und Joyce, 1978) deuten darauf hin, daß eine * regelmäßige Einnahme von *Nachtkerzenöl* in manchen Fällen Linderung bringen könnte. Jedenfalls wurde dadurch vereinzelt das Fortschreiten der Krankheit verzögert oder sogar gestoppt.

Mund & Rachen

Sie bieten ein weites Feld für Entzündungen und sind eine Spielwiese für vielfältige Krankheitserreger.

- Nebenwirkungsfreie Abhilfe verspricht hier in erster Linie das * »*Ölkauen*«. Effektive Variante: Geben Sie * einem EL Sonnenblumenöl einige Tropfen Schwarzkümmelöl hinzu.
- Alternativ: Sie ergänzen etwa 1/4 Liter Sonnenblumenöl mit rund 15 Tropfen Teebaumöl und nehmen dann täglich morgens und abends einen EL davon zum *Ölsaugen*.

- Oder Sie führen eine *Fenchel-Öl-Spülung* durch, und zwar wie folgt: * Fenchelsamen (Apotheke, Reformhaus) mit heißem Wasser übergießen, etwa 5–7 Minuten ziehen und etwas abkühlen lassen. Nun pro Tasse etwa 1 TL Schwarzkümmelöl hinzufügen. Damit mehrmals täglich gründlich den Mund spülen und gurgeln.
- Sehr wirkungsvoll ist auch das * *Gurgeln mit Leinsamenöl*, insbesondere bei Hals-Rachen-Entzündungen, aber auch bei blutendem Zahnfleisch. Hierzu nimmt man für jede einzelne Anwendung (kann morgens und abends erfolgen) einen TL kaltgepreßtes Leinsamenöl, verflüssigt dieses im Mund durch kurzes Saugen und Kauen und gurgelt ausgiebig damit. Danach wird die Flüssigkeit wieder ausgespuckt.

Muskelkrämpfe, Muskelkater

- Bewährt haben sich hier beispielsweise * Massagen der Waden bzw. verkrampfter oder schmerzender Muskelpartien mit * Olivenöl pur. Um Krämpfe zu lösen, sollte man die entsprechenden Muskeln etwas kräftiger anfassen und bearbeiten.
- Ansonsten reicht eine milde Massage mit streichenden Bewegungen über einen Zeitraum von wenigen Minuten. Dadurch wird die notwendige Selbstreinigung der Gewebe beschleunigt.

Eine milde Massage bessert auch Muskelkater nach Überanstrengungen.

Mykosen

So bezeichnet man Pilzerkrankungen, insbesondere des Verdauungstrakts. In solchen Fällen muß man alle Einfallstore für die Erreger (hauptsächlich Candida albicans) unter Kontrolle halten, denn der »Verdauungstrakt« beginnt bereits im Mund- und Rachenraum. Bei Mykosen und deren Behandlung sind daher tägliche Mundspülungen geradezu ein Muß. Dabei ist das Ölkauen ein ganz vorzügliches – so harmloses wie wirkungsvolles – naturheilkundlich-volksmedizinisches Hilfsmittel, das bislang noch viel zu selten genutzt wird.

▶ Es empfehlen sich in diesem Fall vor allem Mundspülungen mit * Olivenöl, das eine starke Wirkung auf Hefezellen und Pilze aufweist. Dabei werden kurz hintereinander zwei Durchgänge von knapp zehn Minuten empfohlen. Das milchig-weißliche, verflüssigte Öl wird nach dem Kauen ausgespuckt und der ganze Mundraum, einschließlich der Zähne, gründlich gereinigt (Gurgeln mit warmem Wasser). Bei Verdacht auf solche Candida-Erkrankungen empfiehlt sich eine zweimalige Anwendung, gleich morgens nach dem Aufstehen und abends vor dem Zubettgehen.

Nagelpilz

(siehe unter »Fußpilz«)

Narben

Wenn nach dem Verheilen von Wunden auffällige Narben zurückbleiben, kann das für die Betroffenen sehr belastend sein.

In der Aromaöl-Therapie kennt man bestimmte Anwendungen, die hier – bei geduldiger Anwendung über einen Zeitraum von bis zu einem halben Jahr – auf sanfte Weise helfen können.

▶ Ein Rezept aus Frankreich lautet folgendermaßen: * Aus Strohblumen- und Salbeiöl (ätherische Öle, jeweils 0,5 ml) sowie * Hagebuttenkernöl (15 ml) und * Haselnußöl (85 ml) eine Mischung herstellen, die täglich ein- oder zweimal aufgetragen wird.
▶ Einer Narbenbildung kann man auch entgegenwirken, indem man eine *Wund-Nachbehandlung* mit * *Weizenkeimöl* durchführt. Dieses Öl gehört zu den gehaltvollsten und hautfreundlichsten überhaupt. Sein Inhaltsspektrum ist äußerst komplex, darin finden sich Spurenelemente genauso wie Enzyme, Vitamine, unverseifbare Substanzen und Sekundäre Pflanzenstoffe. Sie alle führen dem Gewebe auch von außen aufbauende, die Zellerneuerung stimulierende Komponenten zu.
▶ Besonders das *Vitamin E* scheint hier hocheffizient einzugreifen. Mit ihm sind auch pur geradezu »dramatische Erfolge bei der

Wundheilung zu erzielen« (Dr. J. Zittlau). Deshalb der Spezialtip: Für die Wund-Nachbehandlung das * Weizenkeimöl zusätzlich mit Vitamin E (z. B. zwei Kapseln à 400 I.E.) anreichern.

Hilfen für geplagte Nasen

▶ Bestes Basisöl für selbstbereitete Nasentropfen, etwa bei chronischer Entzündungsneigung, verstopfter Nase, Nasennebenhöhlenproblemen ist * *Haselnußöl*. Grundrezept: 10 ml Haselnußöl und 4 Tropfen ätherisches Öl, je nach gewünschter Wirkung.
▶ Ein vorzügliches Mittel zur Vorbeugung sind auch die * Ayurveda-Nasenspülungen (im Kapitel »Massagen, Wickel & Co.« näher beschrieben).
▶ Ein so einfaches wie wirksames Rezept zur Linderung der Beschwerden bei Entzündungen der Nasennebenhöhlen sind * Kompressen mit Eukalyptusöl und Teebaumöl: Einen Waschlappen mit heißem Wasser gut tränken, jeweils zwei Tropfen der ätherischen Öle zugeben und etwa fünf Minuten lang auf die Nase auflegen. Gut an die Flügel andrücken. Kann bei Bedarf etwa drei- bis viermal am Tag wiederholt werden.

Oder: Haselnußöl pur bei strapazierten Schleimhäuten (z. B. bei oder nach Schnupfen) bzw. im Winter als Schutzmaßnahme gegen Infektionen.

Nervosität, Erschöpfung, Überforderung

▶ Harmonisierende Massagen (besonders für Nacken, Schulter, Rücken, Brust) mit * Johanniskrautöl.

Nesselsucht

Quaddeln, stark juckende rötliche Stellen auf der Haut, können durch Medikamente, bestimmte Lebensmittel-Inhaltsstoffe oder Streß hervorgerufen werden. Bei einem Anfall halten solche unangenehmen Erscheinungen in der Regel immer nur einige Stunden an. Gefährlich wird es, wenn die Rachenschleimhaut betroffen ist (Erstickungsgefahr).

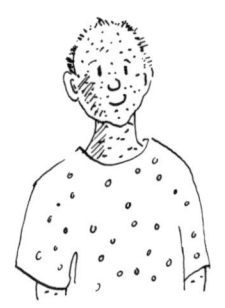

▶ Zur äußerlichen Anwendung werden in solchen Fällen als ätherische Öle folgende Essenzen empfohlen: * Teebaumöl und * Lavendelöl. Einige Tropfen auf den betroffenen Hautpartien lindern zumindest den quälenden Juckreiz.

Neurodermitis

Der bekannte Neurodermitis-Experte Prof. Stemmann (Städtische Kinderklinik Gelsenkirchen) hat bei der Behandlung von Kindern und Jugendlichen gute Erfahrungen mit Hanföl gemacht (Dosierung: 2–3 TL am Tag).

▶ * Nachtkerzenöl-Salben (fertig aus dem Fachhandel oder zubereitet nach Rezepturen wie unter »Hautpflege, allgemein« beschrieben) sowie * Nachtkerzenöl und Borretschöl in Kapselform.

▶ * *Hanf* als Samen oder als Öl (es gibt auch bereits fertige Cremes mit den Hanf-Wirkstoffen). Rezept: Balsam aus * Mandelöl und * Hanföl (2:1). Hanföl enthält Gamma-Linolensäure (GLS). Die äußerliche Anwendung von GLS hat in klinischen Versuchen – und zwar strengen, plazebo-kontrollierten Doppelblindstudien – die Symptome bei Neurodermitikern merklich bessern können.

Gerade bei Neurodermitis kommte es darauf an, die ohnehin oft trockene Haut durch notwendige Pflegemaßnahmen nicht zusätzlich anzugreifen. Dies gewährleistet gerade der Öl-Anteil im Kleopatra-Bad.

> *Tip: Kleopatra-Bad – Das Schönheitsbad der Königin*
>
> Momentan ist es ein Renner in Schönheitsfarmen und Wellness-Tempeln der Spitzenklasse. Und tatsächlich: Das balsamisch-pflegende Bad, das schon im ägyptischen Altertum für seine kosmetischen Wirkungen gerühmt wurde, weist auch medizinisch vorteilhafte Effekte auf. Heute schätzt man es insbesondere bei der Behandlung von Neurodermitikern. So gehen Sie vor:
>
> 1. Das Badewasser mit einer Temperatur von ca. 30 °C oder etwas mehr (also nicht sehr heiß) vorbereiten.
> 2. Als Clou des Ganzen vermischt man etwa 1 1/2 EL Olivenöl mit einem Viertelliter Milch. Alles gut verquirlen und dem Badewasser zugeben.
> 3. Nun im warmen Wasser etwa eine Viertelstunde entspannen. Danach gründlich abtrocknen (ohne zu sehr zu rubbeln) und etwas ruhen.

Hoffnungsvolle Varianten zur therapiebegleitenden Linderung und Umstimmung des (Haut-)Stoffwechsels bringen relativ neue therapeutische Öle ins Spiel. »Neu« sind sie allerdings nur deshalb, weil ihre Anwendung aus vielerlei Gründen außer Mode gekommen war oder sie in unserem Kulturkreis keine Tradition aufweisen. Dies gilt z. B. für das Niembaumöl.

- Unser Rezept: Auf * 90 ml Basisöl (vorzugsweise Avocadoöl) nehme man * 10 ml Niembaumöl (fettes Öl) und gebe zur Aromatisierung noch jeweils * fünf Tropfen Lavendel- und Teebaumöl (ätherische Öle) hinzu. Kurmäßig über mehrere Wochen täglich auftragen, je nachdem, wie Körper und Haut darauf reagieren.
- *Anti-Juckreiz-Ölmischung* für Neurodermitiker: * 40 ml Avocadoöl und * 40 ml Weizenkeimöl werden gemischt. Dazu gibt man 20 ml Schwarzkümmelöl sowie etwa 15 Tropfen Teebaumöl. Alles gut vermengen und nach dem Duschen in die Haut einmassieren.
- Innerlich hat bereits vielen Patienten geholfen: Einnahme von *Schwarzkümmelöl-Kapseln* (6 Stück à 0,5 g pro Tag) über einen Zeitraum von mehreren Wochen.

Niere und Blase
(Nierensteinkoliken: siehe unter Stichwort »Koliken«)

- * *Kürbiskerne* sind ein Segen für die Harnwege. Sie verhindern Entzündungen und helfen Nierenschäden vorzubeugen. Das Öl und die Samen gehören zu den Volksmitteln gegen Reizblase und alle Blasenentleerungs-Störungen, von denen Frauen in besonderem Maße betroffen sind (häufiger Harndrang, beginnende Inkontinenz, regelmäßige Blasenentzündungen).
- Interessant ist hier auch ein Hinweis aus der arabischen Medizin. Dort weiß man seit langem um die günstigen Wirkungen von * *Schwarzkümmel(öl)* auf Nieren und Blase. Der Harnfluß und die Nierentätigkeit werden durch dessen Inhaltsstoffe angeregt, Entzündungen zurückgedrängt.

Gegen die Reizblase helfen Kürbiskerne.

Ohrenschmerzen

Grundsätzlich gilt: Alle ernsteren Beschwerden immer vom Arzt abklären lassen.

Unsere Sinnesorgane werden bei der Gesundheitsvorsorge oft »vergessen«, dabei müßten wir sie eigentlich ganz besonders schützen und pflegen, denn mit ihnen erkennen, begreifen wir die Welt, durch sie orientieren wir uns sicher darin. Deshalb gilt hier der grundsätzliche Hinweis für alle vorgestellten Anwendungen ganz besonders: Bei der Selbstbehandlung nicht unüberlegt vorpreschen, keine »Alleingänge«! Alle Beschwerden, die zu ernsten Sorgen Anlaß geben, diagnostisch von einem Arzt abklären lassen.

Ist diese Voraussetzung erfüllt, kann man jedoch dankbar die Hausapotheke der Naturmedizin in Anspruch nehmen.

▶ Bei Ohrenschmerzen zählt dazu insbesondere das * *Mandelöl*. Man gibt davon eine kleine Menge (ganz wenige Tropfen) in das betroffene Ohr und einen Wattepfropfen darüber – fertig!
▶ Ein weiteres Hausmittel sind * *Olivenöl* und * *Kampferöl*. Jeweils einen Tropfen in einen kleinen Wattebausch träufeln und in das Ohr einpassen. Diesen Vorgang mehrmals täglich wiederholen.

Prämenstruelles Syndrom
(Regelbeschwerden)

▶ * *Nachtkerzenöl* (hier meist in Form von Kapseln).
▶ Alternativ: * *Hanföl* oder *Hanfsamen*.

Hintergrund für diese Empfehlungen: Wie Untersuchungen gezeigt haben, liegen bei Regelbeschwerden üblicherweise Fettstoffwechselstörungen vor, insbesondere was einen Mangel an Gamma-Linolensäure (GLS) angeht. Oft ist der Körper nicht in der Lage, Linolsäure in diese spezielle, im Stoffwechsel benötigte Fettsäure umzuwandeln (ähnlich wie im Falle der Neurodermitis). Dadurch können auch wichtige Prostaglandine nicht ausreichend produziert werden. Das führt zu vielfältigen Störungen bei hormonellen Regulationen und schließlich zum typischen PMS-Beschwerdebild.

- Nachtkerzen- und Borretschöl »modellieren«, modifizieren, beeinflussen die Steuerung, Bildung und Aktivierung besonders der weiblichen Sexualhormone. Bei erfolgreichen klinischen Tests bewegte man sich im Bereich von zusätzlich etwa 120–200 mg GLS, was einer täglichen Zufuhr von etwa 3–6 g Hanföl entspricht. Ein besonderer Tip im Hinblick auf die Gamma-Linolensäure ist sicherlich * *Borretschöl*. Bewährt hat sich bei derartigen Anwendungen, das Borretsch- oder Nachtkerzenöl zu Beginn höher zu dosieren (bis zu 300 mg GLS, was allerdings nur mit Nahrungsergänzungen bzw. Kapseln möglich ist) und nach 6 Wochen auf 100 mg GLS überzugehen. Insgesamt sollte man für eine solche Kur etwas 3 Monate aufwenden.

Als besonderer Tip gilt auch die Anwendung mit Borretschöl – der Samen dieser Pflanze enthält ungefähr dreimal mehr Gamma-Linolensäure als etwa die Nachtkerze.

- *Sanfte Öl-Massage des Bauches:* Sie ist bei Menstruationsbeschwerden besonders hilfreich. Dazu mischt man * 30 ml Borretschöl mit jeweils 2 Tropfen * Basilikum, * Jasmin und * Minze. Dieses Massageöl mit ganz leichten, fast tastenden und nur oberflächlich-streichenden Bewegungen einwirken lassen. Immer im Uhrzeigersinn streichen, mit kreisenden Bewegungen.
- »*Geheimtip*«: Sorgen Sie für eine ausreichende Zufuhr an *Vitamin E*. Es beeinflußt den Hormonhaushalt von Frauen und kann auf diese Weise mithelfen, Beschwerden, die mit der Regel oder den Wechseljahren zusammenhängen, zu lindern. * Rezept: Rechtzeitig vor der Periode zusätzlich * 1 EL Weizenkeimöl pro Tag einnehmen, beispielsweise mit einem großen Salat oder Sauermilchprodukten. Durch das Weizenkeimöl werden dem Körper mehr als 20 mg natürliches Vitamin E zusammen mit weiteren, für die Verwertung nützlichen Begleitstoffen zugeführt.

Der Salat kann dabei eine Hauptmahlzeit ersetzen.

Prostata

- * *Kürbiskerne* und *Kürbiskernöl* lindern oder verhindern Beschwerden im Zusammenhang mit der *Vergrößerung der Vorsteherdrüse* (Prostata-Adenom). In den Samen wurden verschiedene Wirkstoffe identifiziert, die einer Schwellung des Prostatagewebes entgegenwirken. Besonders Männern ab 40 Jahren wird deshalb heute der regelmäßige Verzehr von Kürbiskernen oder Kürbiskernöl empfohlen.

▶ *Speiseöl-Praxis zur Risikominderung*: * Maiskeimöl, * Sonnenblumenöl, gelegentlich * Weizenkeimöl bei ansonsten deutlich fettreduzierter Kost schützt die männliche Vorsteherdrüse nach Erkenntnissen der Naturmedizin und der Orthomolekularen Therapie vor Funktionsverlusten und macht das Auftreten von Krebs unwahrscheinlicher.

Psoriasis (Schuppenflechte)

▶ Als sanftes Mittel der Hausmedizin empfehlen sich hier * regelmäßige Einreibungen mit *Sesamöl*. Das Öl (kaltgeschlagen, möglichst frisch) mehrmals täglich auftragen, und zwar über einen längeren Zeitraum hinweg. Die Wirkung nach einigen Wochen überprüfen und die Praxis dauerhaft beibehalten, wenn sich Besserungen zeigen.

▶ Empfohlen werden bei Schuppenflechte auch * *Hautöle aus Aprikosenkernöl* (hochwertige Sorten gibt es im Naturkostfachhandel) und Aloe-Vera-Öl im Mischungsverhältnis 1:1. Solchen speziellen Zubereitungen kann man noch Teebaum- oder Zedernholzöl (ätherische Öle) hinzufügen. Mehrmals täglich anwenden.

Geheimtip in hartnäckigen Fällen: die »Formel F-Plus« nach Paavo Airola (siehe unter »Hautpflege, allgemein«).

▶ Sehr gut geeignet für eine Selbstbehandlung sind Massagen mit * Weizenkeimöl, einem der wirkstoffreichsten therapeutischen Öle überhaupt (mit Jojoba- oder Mandelöl im Verhältnis 1:1 mischen).

▶ Oder Sie probieren es mit einer * *Nachtkerzenöl-Salbe* bzw. einem Balsam mit * *Niembaumöl*.

▶ *Ernährungsmedizin*: * Fischöl und die darin enthaltenen sogenannten Omega-3-Fettsäuren (auch N-3-Fettsäuren genannt), sollen in der Lage sein, die Symptome bei Schuppenflechte zu lindern. Empfohlen wird hier die Kapselform oder der Verzehr von Makrelen und Lachs. Pflanzliche Alternative für Vegetarier:

* Leinöl und Hanföl enthalten mit der Alpha-Linolensäure eine Omega-3-Fettsäure, aus der unser Körper – in begrenztem Umfang – die gewünschten heilsamen Fettstoffe selbst synthetisieren kann.

Hinweis für Raucher ...

... die vom blauen Dunst nicht lassen können: * *Weizenkeimöl* enthält Schutzfaktoren, die das Lungenkrebs-Risiko mindern (Vitamin E, Fettbegleitstoffe).

Rheuma, Arthritis, Arthrose

- * *Kataplasmen mit Leinöl* sind kleinere, warme Auflagen, die Verkrampfungen bei Muskelrheumatismus beseitigen, die Durchblutung anregen und so akute Schmerzzustände wirkungsvoll bekämpfen. Nähere Beschreibung unter »Koliken«.
- * *Einreibungen mit Olivenöl*: Dies »wärmt und heilt«, wie der österreichische Naturheilkundler Pater Thomas Häberle glaubhaft versichert. Dabei sollte man das Öl jedoch nicht intensiv einmassieren, sondern mit leichten Strichen auftragen und dann einwirken lassen.
- *Spezial-Kräuteröl für schmerzlindernde Massagen* kann man selbst zubereiten: * 1 Liter Olivenöl setzt man jeweils mit einer Handvoll Johanniskrautblüten, Schafgarbe, Salbei sowie Ringelblumen- und Arnikablüten an. Danach läßt man es an einem warmen, sonnigen Platz drei Wochen lang ziehen. Durch ein Sieb geben und etwas Nachtkerzenöl (25 ml) sowie gegebenenfalls flüssiges Vitamin E (z. B. Inhalt von zwei Kapseln) hinzufügen.
- Wem dies zu umständlich ist, der kann auch auf das bereits erwähnte * *Johanniskrautöl* zurückgreifen, dessen Gerbstoffe die Durchblutung fördern. Massagen mit diesem Öl – mindestens zweimal wöchentlich – wirken daher sowohl den Schmerzen wie einer Verschlimmerung der Krankheit entgegen.

Zur intensiven, kurmäßigen Selbstbehandlung von Gewebe und Gelenken sollte man dieses Spezialkräuteröl regelmäßig auftragen und einmassieren.

Am wirksamsten sind diese Anwendungen, wenn keine akute Entzündung vorliegt bzw. die schlimmsten Symptome erst einmal abgeklungen sind.

▶ *Ein Segen für arthritische Gelenke:* * Heiße Kompressen mit Rizinusöl helfen, regelmäßig aufgelegt, die Gelenksteife zu lösen und zunehmende Bewegungsbeeinträchtigungen zu stoppen. Dazu legt man mit dem Öl getränkte kleine Lappen auf die betroffenen Gelenke auf, deckt sie nochmals mit Plastikfolie und einem Tuch ab und führt während einer halben oder ganzen Stunde im Bett weiter kontinuierlich Wärme zu (Wärmflasche). Täglich anwenden.

Rheumatische Erkrankungen

Auch im Falle der rheumatischen Erkrankungen spielt das Immunsystem eine (teilweise) unheilvolle Rolle und wendet sich beispielsweise gegen körpereigene Substanz. Zerstörungen der Knorpel an den Gelenken und starke Bewegungseinschränkungen können die Folge sein.

Wie immer, wenn das Immunsystem »außer Takt« gerät, sollte man zu probaten Mitteln der Umstimmung greifen.

▶ Ein solches bietet uns die Öl-Naturapotheke in Form von * *Schwarzkümmelöl*. Es kann – als Kapsel regelmäßig eingenommen sowie durch zusätzliche äußerliche Massageanwendungen – in vielen Fällen eine sanfte Erleichterung der Beschwerden bringen und dem Fortschreiten der degenerativen Veränderungen möglicherweise Einhalt gebieten.

▶ *Rezept bei Gelenkschmerzen*: Eine kleine Menge * Schwarzkümmelöl wird auf Körpertemperatur erwärmt und zwei- bis dreimal täglich in die peinigenden Gewebe sowie in die Umgebung der Gelenke einmassiert. Diese Behandlung sollte man über einen längeren Zeitraum (mehrere Wochen) beibehalten.

▶ Ganz aktuell: *Rheuma-Massage mit Niem*. Hierzu mischt man * 40 ml Olivenöl gründlich mit * 10 ml Niembaumöl (fettes, kaltgepreßtes Öl; Apotheke, Versand) sowie einigen Tropfen Lavendelöl (ätherisches Öl). Damit reibt man die schmerzenden Körperpartien mehrmals täglich ein.

Hexenschuß und Ischias

▶ Ein besonders wirksames Rezept zur Linderung solcher Beschwerden stammt aus Australien: Dort empfiehlt man, *Jojobaöl und *Teebaumöl im Verhältnis 1:1 zu mischen und in die schmerzenden Körperteile einzumassieren. Dies hilft sowohl bei Muskelschmerzen, Neuralgien, Ischias wie auch bei Hexenschuß sehr zuverlässig.

An rheumatischen Entzündungsprozessen, Arthritis, sind Fettsäuren und die daraus gebildeten Prostaglandine beteiligt. Eine Besserung sowohl chronischer wie akuter Beschwerden, also ein Abklingen der Entzündungen, wurde verschiedenen wissenschaftlichen Studien zufolge mit Hilfe von therapeutischen Ölen bzw. der darin enthaltenen *Gamma-Linolensäure* (GLS) erreicht. Ein Rezept lautete dabei:

▶ * Ergänzung der täglichen Kost mit *Nachtkerzenöl*, und zwar mindestens viermal täglich 0,5 ml (Kapseln) über einen Zeitraum von drei Monaten.

▶ *Tip für den Speisezettel:* Hanföl ist das einzige Speiseöl, das nennenswerte Mengen an GLS enthält. Rheumatiker (vor allem bei rheumatoider Arthritis) sollten dem Salatdressing jeweils etwas davon beigeben.

▶ Die besten *Speiseöle* für Rheumatiker sind nach Prof. Dr. med. Olaf Aden (Orthopädische Klinik München-Harlaching) grundsätzlich: *Walnußöl, *Leinöl und *Rapsöl.

▶ *Therapeutische Anwendungen* mit dem Samenöl der inzwischen überall verbreiteten Futterpflanze *Raps* sind bei uns ganz in Vergessenheit geraten. Daß dies zu Unrecht geschehen sein könnte, zeigen alte Rezepte aus dem Mittelmeerraum: * *Rapsöl*, so ist man dort seit alters her überzeugt, »vertreibt beharrliche rheumatische Schmerzen, gleichgültig, ob es aufgetragen und in die Haut einmassiert oder oral eingenommen wird« (Gert Baumgart). Oft wird in diesem Zusammenhang auch eine Kombination mit etwas *Schwarzkümmelöl empfohlen.

Natürlich gilt auch hier: Kaltgepreßt muß das Rapsöl sein, so wie man es vor vielen Jahrhunderten herstellte, mit allen nützlichen, gesundheitsfördernden Begleitstoffen Bestandteilen.

Bucheckernöl speichert die Wärme sehr gut, verbessert die Durchblutung und den Stoffwechsel in Muskeln, Sehnen, Bindegewebe und Knorpeln.

▶ Bewährt hat sich in vielen Fällen ein Rezept aus Österreich, und zwar *Einreibungen mit * Steinöl.* Dazu trägt man eine entsprechende Salbe (»Tiroler Steinöl«, Apotheke) auf die schmerzenden Körperpartien auf. Bei chronisch verfestigten Beschwerden hilft ein Umschlag mit Steinöl. In diesem Falle massiert man die Salbe zuerst gründlich ein, trägt dann jedoch noch eine zusätzliche Schicht (»messerklingendick«) auf und bedeckt die Stelle mit einem Tuch. Gegebenenfalls die Salbenschicht zusätzlich mit einem Stück Folie abdecken, damit das Öl nicht in den Stoff einzieht.

▶ * *Umschläge mit Bucheckernöl:* Eine kleine Menge des Öls (Ölmühle Solling) im Wasserbad erhitzen und damit ein Leinentuch tränken. Dieses sofort auf die betroffenen Gewebe oder Gelenke auflegen und nochmals mit einem Handtuch abdecken.

▶ *Rheumatrost aus der Aroma-Hausapotheke:* Die Salbengrundlage bildet hierbei ein Hautbalsam, wie im Kapitel »Massagen, Wickel & Co.« beschrieben. Unter diese Basis-Creme (ca. 40 bis 50 g) mischt man * 1 g Rosmarinöl, * 1 g Wacholderbeeröl und * 1 g Salbeiöl.

▶ Auch * *Eukalyptusöl* hat sich als Zusatz zu Massageölen bei Rheuma, Muskelschmerz und Weichteilrheumatismus seit vielen Jahrzehnten bewährt.

Rückenschmerzen

Schnelle Arnika-Rückenhilfe: Massage des Rückens (einschließlich Nacken, Schulter) mit Arnikaöl. Dies entspannt, verbessert die Durchblutung, löst Blockaden und lindert Schmerzzustände (Kopf, Bandscheiben).

▶ Hier können *Anwendungen mit * Arnikaöl* die Beschwerden oft nachhaltig lindern. Wie im Falle von Aloe-Vera-Öl haben wir es dabei nicht mit einem richtiggehenden Öl aus der Heilpflanze (Arnica montana) zu tun, sondern um einen Auszug, gewonnen durch das Einlegen in Sojaöl. Dabei gehen nur die fettlöslichen Wirkstoffe des Krautes ins Öl über. Arnikaöl eignet sich vorzüglich für Massagen, die Beseitigung von Verspannungen sowie zur Erhaltung der Beweglichkeit. Sportler schätzen seine wohltuende Wirkung im Falle von Blutergüssen, Prellungen, Muskelkater.

- * Entspannende *Rückenmassage mit Grapefruitöl*: Dazu verwendet man eine Basis-Mischung aus * 25 ml Weizenkeimöl und * 25 ml Avocadoöl. Hinzu gibt man nun jeweils * 5 Tropfen Grapefruitöl, Zimtrinde und Koriander (alles ätherische Öle).
  In langen, großzügigen Strichen sanft in den Rücken einreiben lassen. Kreisende Bewegungen im Bereich von Nacken und Schultern ausführen. Dies löst Verkrampfungen und nimmt oft den Schmerz.
- Linderung bringt unter Umständen auch eine * *Steinöl-Badekur*. Entsprechende Badezusätze kann man über Apotheken beziehen (»Tiroler Steinöl«). Dauer: Jeweils etwa 20 Minuten. Wassertemperatur gerade so, daß es als angenehm empfunden wird, den Körper aber nicht zu sehr erhitzt. Zwei (Voll-)Bäder pro Woche über einen Zeitraum von einem Monat oder etwas länger.

Schlafstörungen

- * *Borretschöl* schreibt man beruhigende, einschlaf- und durchschlaffördernde Wirkungen zu. Es erleichtert die nervliche Entspannung und sorgt damit für eine gelöste Ruhebereitschaft.
- Hierzu auch ein altes *indisches Rezept aus der Ayurvedamedizin*: Vor dem Zubettgehen die Füße mit * gereiftem Sesamöl massieren: dadurch werden sie gut durchblutet, warm, und man schläft leichter ein.
- *Weiterer Tip aus dem Ayurveda:* Vor dem Schlafengehen einen TL * Mandelöl, vermixt in einem Glas Milch, trinken. Dies läßt gut und tief durchschlafen.
- Ein exotisches Rezept aus dem Nahen Osten für erholsamen, regenerierenden Schlaf: Dazu braucht man etwas * *Sesamöl*. Zusätzlich zerstößt man in einem Mörser den Samen von Melonen (z. B. Zuckermelonen), vermengt die Zutaten zu einem Brei und trägt diesen mit leichten Massagebewegungen im Kopf- und Nackenbereich auf. Abschließend noch etwas davon ins Naseninnere einreiben.

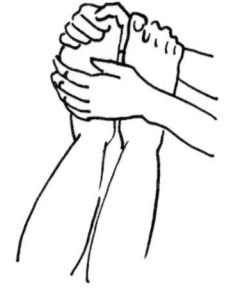

Fußmassage bei Einschlafstörungen

Schlaganfall

Solche sehr speziellen und »hochtherapeutischen« Maßnahmen sollte man nicht auf eigene Faust ausprobieren.

▶ Aus dem Ayurveda kennt man ein spezielles * *Kopf-Ölbad*, das durch seine harmonisierende Wirkung auch zur Rehabilitation nach einem Schlaganfall angewendet werden kann (Dr. med. Ernst Schrott). Diese Methode sollte man natürlich nur begleitend zur regulären fachärztlichen Behandlung einsetzen. Es empfiehlt sich, dazu einen entsprechend ausgebildeten Therapeuten zu konsultieren (siehe Adreßanhang).

Schleimbeutel-Entzündung

Bei Schleimbeutelentzündung ist die Beweglichkeit eingeschränkt, betroffene Gelenke sind mitunter stark angeschwollen.

Hierbei handelt es sich um Gelenkbeschwerden, die durch Rheuma, Sportverletzungen (Fehlbelastungen) oder Infektionen ausgelöst werden. Dazu ein Tip aus der amerikanischen Naturheil-Szene:

▶ * Einnahme von täglich 2 EL *Haselnußöl*. Unterstützend: * Umschläge mit Haselnußöl (Öl erhitzen, ein Flanelltuch damit tränken, für 1/2 Stunde bei ständiger Wärmezufuhr auflegen).

Schnarchen

Getrübte Nachtruhe – gestörter Ehefrieden: Dies sind oft die Folgen allzu lauten Schnarchens. Auch in solchen Fällen kann das Öl offenbar Abhilfe schaffen. Fertige Präparate, wie sie in Apotheken angeboten werden (Anti-Schnarch-Öl), beruhen auf Mischungen von Kräuterextrakten sowie dem ätherischen Mastixöl. Sie stellen in vielen Fällen das Gaumensegel, den Hauptverantwortlichen für die nächtlichen Säge-Einlagen, ruhig (Erfolgsquote nach einer Münchner Untersuchung: mehr als 50 Prozent). »Mastix« wird aus dem Harz des gleichnamigen Baumes gewonnen, einer Akazienart, die hauptsächlich auf Kreta und rund ums Mittelmeer wächst. Wer sich seine eigene Mixtur zusammenstellen will, erhält die Essenz also auch über den Aromatherapie-Fachhandel.

▶ Abendliche *Spülungen von Mund und Rachen* mit erfrischenden aromatischen Ölen sollen den Gaumen »vitalisieren« und das Schnarchen ebenfalls bekämpfen können. Rezept: In einem Glas warmem * Wasser löst man einige Tropfen * Citronella, * Eukalyptus, * Lavandin und * Minze auf. Mit dieser Mischung gründlich gurgeln und den Mund spülen.

Schuppenflechte
(siehe unter »Psoriasis«)

Schwangerschaftsstreifen

In der französischen Aromatherapie hat man folgende Rezepturen zur Vorbeugung und Rückbildung von Schwangerschaftsstreifen entwickelt:

▶ *Grundrezept*: * Haselnußöl (80 ml) und * Hagebuttenkernöl (40 ml) bilden die Basis. Dazu gibt man etwa * 2 ml Mandarine (ätherisches Öl). Dieses Massageöl verwendet man während der Schwangerschaft etwa ab dem dritten Monat.

▶ Sind nach der Geburt des Kindes Schwangerschaftsstreifen zurückgeblieben, mischt man die angegebene (fette) Ölbasis mit *Salbei (2 ml) und * Rosmarin (4 ml) und massiert die betroffenen Stellen zweimal täglich damit, und zwar etwa ein halbes Jahr lang.

▶ Alternativ zum *Haselnußöl* bietet sich das *Jojobaöl* an, dem ebenso besondere hautstraffende Eigenschaften zugeschrieben werden.

Hier eignen sich solche Wirksubstanzen besonders gut, die der Haut Stabilität und innere Regenerationskraft verleihen.

Selbst-Diagnose mit Olivenöl!

Diese Methode klingt etwas abenteuerlich, soll den Lesern dieses Ratgebers jedoch nicht vorenthalten werden. Daß sie zumindest zuweilen funktioniert, hat sich in 25 Jahren praktischer Anwendung häufig bestätigt: Die Selbst-Diagnose zur Aufdeckung tieferliegen-

Etwas Spielerei ist dabei: Selbst-Diagnose mit Olivenöl!

Solche eher ein wenig esoterisch anmutende Praktiken haben übrigens eine lange Tradition im kultisch-spirituellen Bereich: Sie tauchten bereits bei den Priestern im alten Ägypten auf, fanden ihren Niederschlag in den rituellen Olivenölanwendungen des Judentums oder innerhalb bestimmter Zeremonien der keltischen Druiden bei der Einweihung von Kultstätten und lassen sich bis in die Gegenwart verfolgen.

der organischer Erkrankungen nach dem schweizerischen Naturheilkundler Pater Thomas Häberle. So gehen Sie vor:

▶ Zuerst reibt man sorgfältig, großflächig und kräftig reichlich Olivenöl in die Haut ein. Dann trocknet man die Hautpartien mit einem Tuch ab. Durch diese einfache Maßnahme sollen sich gewissermaßen gesunde und kranke Substanz sichtbar scheiden bzw. zu erkennen geben: die funktionsgestörten Stellen, so die Erfahrung, treten mit einer starken Rötung hervor. Auf diese Weise läßt sich nach Pater Häberle die Ausdehnung einer Lungenentzündung genauso gut und sicher abschätzen wie die von Bronchitis oder Katarrh. Wenn die Nieren betroffen sind, kann sich dies durch das Auftreten von roten Flecken zeigen. Bisweilen zeichnet sich dabei sogar »die Niere in ihrer Bohnenform« (Häberle) ab. Dies gilt auch für Knochenrisse oder Erkrankungen der Wirbelsäule, die sich nach dem Einreiben klar abzeichnen und so zuverlässiger lokalisiert werden können.

Unser Tip: Daß man sich auf eine solche Selbst-Diagnose im Ernstfall nicht verlassen sollte, versteht sich von selbst. Aber warum nicht einen Versuch wagen – z. B. zur Kontrolle des Heilungsvorganges während einer ärztlichen Behandlung? Wir haben es hier mit einer »nicht-inversiven« (nicht-eingreifenden), sanften Hilfsmaßnahme zu tun, die in Verbindung mit einer regulären Therapie völlig ungefährlich ist.

Sonnenbrand

▶ Hochaktuelle Empfehlung aus *Urgroßmutters Hausapotheke*: * Leinöl und Wasser im Verhältnis 1:1 gut mischen und mit einem Waschlappen auf die betroffenen Hautpartien auftragen.
▶ * *Johanniskrautöl* (in Olivenöl gelöste Bestandteile aus den Blüten der Pflanze): Auf die gerötete, entzündete Haut auftragen (nicht vor dem Sonnenbad anwenden, da Johanniskraut die Fotosensibilität, also die Empfindlichkeit gegenüber dem Sonnenlicht erhöht).

▶ Bei leichteren Formen von Hautrötungen nach Sonnenbädern verspricht * Aloe-Vera-Öl schnell und angenehm Abhilfe. Vorsichtig in die strapazierte Haut einmassieren. Die Wirkstoffe von Aloe Vera mit ihren hautpflegenden, wundheilenden Effekten sind ein vorzüglicher und milder Schutz gegen Sonnenbrand und eine der besten Soforthilfen für den Fall, daß bereits erste Schäden, Reizungen und Entzündungen aufgetreten sind.

*Tip: * Jojobaöl enthält, biologisch gewissermaßen bereits »eingebaut«, den Lichtschutzfaktor 4.*

Sportverletzungen

▶ Prellungen, Zerrungen, Blutergüsse, verstauchte Knöchel – bei all diesen Blessuren des »bewegten« Zeitgenossen helfen *Einreibungen* mit einer Mischung aus * Strohblumenöl (ätherisches Öl) und Mandelöl (fettes Öl), kombiniert im Verhältnis 1:30. Solche Anwendungen wirken auch schmerzlindernd, verhindern übermäßige Schwellungen sowie oft gänzlich das Auftreten von blauen Flecken.
▶ Besonders schnell und zuverlässig wirkt bei *blauen Flecken* (Bluterguß, Hämatom) auch eine Mischung aus * Strohblume und Calophyllum (fettes Öl). Mehrmals täglich auf die betroffenen Gewebe, Muskeln, Gelenke auftragen.
▶ Ebenfalls volksmedizinisch empfohlen werden bei *Blutergüssen* * Einreibungen mit * Arnikaöl oder der * »Tiroler Steinölsalbe« (Apotheke).

Stillen

▶ Im Orient ist es lange schon bekannt: Die Einnahme von * Schwarzkümmelöl regt die Milchproduktion an.
▶ *Starkes Argument fürs Stillen:* Besondere Fette machen klug – dies ist die Quintessenz neuer Forschungen zu den sogenannten LCPs, bestimmten langkettigen mehrfach ungesättigten Fettsäuren (Arachidonsäure, Docosahexaensäure). Sie kommen besonders reichlich in der Muttermilch vor, sind jedoch in der üblichen

*Tip für sanft pflegende Babyöle: Sie lassen sich vorzugsweise aus * Calendulaöl und Nachtkerzenöl, kombiniert mit Mandelöl und ganz wenigen ätherischen Ölen (Kamille) zusammenstellen, z. B. zur Vorbeugung oder Behandlung von wunden Pos.*

Säuglings-Ersatzmilchnahrung kaum enthalten (Prof. Berthold Koletzko). Ein optimaler Aufbau des Gehirns (und übrigens auch der Regenbogenhaut des Auges) kann vermutlich nur vonstatten gehen, wenn der Säugling diese Stoffe in den ersten Wochen und Monaten durch die Nahrung zugeführt bekommt.

▶ *Brustwarzenentzündungen* bei stillenden Müttern läßt sich sanft und nebenwirkungsfrei mit dem desinfizierenden und pflegenden * Johanniskrautöl abhelfen, das leicht einmassiert wird.

Vorsicht: Manche ätherischen Öle können allergische Reaktionen hervorrufen. Wer also Kinder allzu früh mit vielerlei »exotischen« Substanzen und potentiellen Allergieauslösern in Berührung bringt, kann sie unbeabsichtigt »sensibilisieren« und dadurch die Allergiebereitschaft fördern. Man muß diese Sorge nicht übertreiben, sollte solche Gesichtspunkte jedoch bei der Anwendung von Essenzen und ätherischen (weniger bei den fetten) Ölen im Auge behalten.

Streß

▶ Ein ganz besonderer Tip: * *Weizenkeimöl* in den Speiseplan mit einbeziehen (zu Joghurt, Salaten u.ä.). Weizenkeime enthalten nach Erkenntnissen der Ernährungsforscher »Anti-Streß-Faktoren« (Dr. Burgerstein). Dabei muß es sich um noch unentdeckte oder kaum untersuchte Substanzen handeln. Deren beruhigenden Effekt kann der Verbraucher trotz der noch unsicheren Beweislage schon heute nutzen.

▶ Als *Streß-Löser erster Ordnung* erweist sich die folgende Rezeptur: * Haselnußöl (fettes Öl) mit * Zypresse, * Mandarine, * Narde (ätherische Öle) im Verhältnis 10:1:1:1 mischen. Das so gewonnene Massageöl wird leicht in die Schläfenpartie sowie in die Grube zwischen dem Schlüsselbein eingerieben. Tief durchatmen, am besten die Bauchatmung praktizieren (in den Bauch atmen, diesen dazu nach außen wölben, beim Ausatmen die Bauchdecke einziehen). Alle Grübeleien einstellen, Sorgen aus den Gedanken vertreiben, das Bewußtsein für einige Minuten vollständig leeren.

▶ *Anti-Streßbad:* * 5 Tropfen Grapefruitöl (Essenz, nicht Extrakt) dem warmen Badewasser zugeben, und eventuell durch * 2 Tropfen ätherisches Mandarinenöl ergänzen.

Verbrennungen

▶ Kein Wundermittel, aber ein *mildes Wundheilmittel:* * Aloe-Vera-Öl bzw. Cremes oder Lotionen mit den Wirkstoffen dieser Pflanze, leicht und vorsichtig auf die betroffenen Hautstellen aufgetragen.
▶ In der Volksmedizin Österreichs empfiehlt man zur Nachbehandlung bei Verbrennungen insbesondere *Einreibungen mit* * Kürbiskernöl (kaltgepreßte Qualität).

Verdauungsstörungen

▶ Bei »Bauchgrimmen« empfahl Pfarrer Kneipp die * Einnahme von 3–4 TL Mandelöl. Dies soll rasch und sanft für Abhilfe sorgen.

Das »Bauchgrimmen« war auch dem Pfarrer Kneipp wohlbekannt.

▶ *Paradiesische Schwarzkümmelöl-Verdauungshilfe:* Anzuwenden bei Unwohlsein und der Neigung zu Darmproblemen (Blähungen, Völlegefühl, unregelmäßiger Stuhlgang, Reizmagen u.ä.). »Paradiesisch« deshalb, weil hier Milch und Honig fließen: * eine Tasse Milch anwärmen, 2 EL kaltgeschlagenen Honig und 1 TL Schwarzkümmelöl hinzufügen. Verquirlen und warm in kleinen Schlucken trinken.

Wohltuende Bauchmassage

▶ Bereiten Sie ein Massageöl aus folgenden Zutaten selbst zu: * Basisöl (vorzugsweise Weizenkeimöl oder Avocadoöl) sowie * Melisse (ätherisches Öl, 12 Tropfen) und * Fenchel (ätherisches Öl, 12 Tropfen). Diese Mischung wird dann sehr sanft mit kreisenden Bewegungen (Uhrzeigersinn) in die Bauchhaut einmassiert. Massagen des Bauchraumes sollen immer mit leichter, tastender, keineswegs »eingreifender« Hand durchgeführt werden. Stockende Verdauungsabläufe können dadurch in Gang gesetzt, angestoßen werden.

Intensiv-Variante dazu: Ayurvedische Bauchmassage (Bauch-Abhyanga)

Sanfte Bauchmassagen stärken auch die Verdauung.

Der Bauch und die dort angesiedelten energetischen Regelsysteme nehmen im Ayurveda eine zentrale Stellung ein. Mit der später etwas genauer beschriebenen speziellen Bauchmassage wird die Verdauungskraft (z. B. bei Verstopfung) gestärkt. Gleichzeitig kann man damit kolikartigen Beschwerden, Magen-, Darm- und sonstigen Unterleibskrämpfen entgegenwirken (Therapeuten empfehlen deshalb solche – extrem sanften – Bauchmassagen auch bei sogenannten Nabelkoliken von Babys). Nicht zuletzt werden durch diese Selbstbehandlungen die Geschlechtsorgane beeinflußt. An Stelle von Sesamöl läßt sich Mandelöl ebenfalls gut verwenden.

So gehen Sie vor:

▶ Sie legen sich entspannt auf ein großes Badetuch. In Griffweite sollten bereitstehen: etwas warmes Sesamöl (bei Ayurveda jeweils »gereift«, also auf etwas mehr als 100 °C erhitzt und wieder abgekühlt), heißes Wasser, ein Leinen- oder Baumwolltuch. Nun tragen Sie das warme Öl ganz sacht und sanft auf den Bauch auf. Ebenso behutsam sollten die folgenden Massagebewegungen ausgeführt werden, auch hier im Kreise und im Uhrzeigersinn, mit dem Nabel als Mittelpunkt. Keinen zusätzlichen Druck ausüben!

▶ Anwendungsdauer: 5 bis 10 Minuten. Gegebenenfalls kurze Pausen einlegen. Nach der Anwendung das bereitliegende Tuch ins heiße Wasser tauchen, gut auswringen und auf den Bauch legen. Die feuchte Wärme etwa eine Viertelstunde einwirken lassen.

Verstopfung

▶ * Notfallmaßnahme, wenn »nichts mehr geht«: * Rizinusöl, innerlich. 1–2 EL des Öles einnehmen. Die gewünschte Wirkung tritt zuverlässig nach etwa 2 Stunden ein. Nicht zur regelmäßigen Anwendung geeignet.

▶ * *Rizinusöl-Zäpfchen* – selbstgemacht: Rizinusöl widersteht bekanntlich nicht nur dem Gaumen des Feinschmeckers. Außerdem reizt es bei der Passage durch den Darm den ganzen Verdauungstrakt über Gebühr. Angenehmer und schonender in jeder Hinsicht sind deshalb Zäpfchenanwendungen, wie von Jean Pütz (Hobbythek) empfohlen. Für die Herstellung von 6 Zäpfchen braucht man * 6 g Rizinusöl (Apotheke) und 12 g Kakaobutter. Letztere wird geschmolzen, dann gibt man das Öl zu. Diese Masse formt man zu einzelnen Zäpfchen, die man separat in Alufolie wickelt (im Fachhandel gibt es auch vorgefertigte Einmalzäpfchenformen), und bewahrt sie zum Erstarren im Kühlschrank auf.

▶ *Und noch ein Tip:* Den folgenden Spruch beherzigt man auf Zypern seit alters her »Trinke jeden Morgen eine kleine Tasse * Mandelöl vor dem Frühstück – und bald wird die Verstopfung aufhören, ein Problem zu sein«. Bitte aber auch beachten: Nur ein kleines Gläschen!

Abführmittel schädigen auf Dauer den Darm (Schleimhäute) und entziehen dem Körper wichtige Mineralien (Kalium!).

Warzen

▶ Öle bieten manche positive Überraschung. So dürfte es noch wenig bekannt sein, daß * Rizinusöl eines der traditionellen Anti-Warzen-Mittel der Volksmedizin ist. Die betroffene Hautpartie ein- bis zweimal täglich über einen Zeitraum von drei Wochen mit etwas Rizinusöl einreiben.

▶ Alternativ dazu: * Teebaumöl (ätherisches Öl). Mehrmals täglich etwas Teebaumöl auf die Warze und die Umgebung geben. Dies über mehrere Wochen praktizieren, ohne die Haut allerdings zu sehr zu strapazieren.

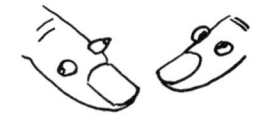

▶ * Oder: Täglich 2 Tropfen Zitronenöl (ätherisches Öl) direkt auf die Warze träufeln.

Hinweis: Warzen werden durch Viren hervorgerufen. Für einen dauerhaften Erfolg sind daher * Maßnahmen zur Steigerung der Abwehrkraft sowie zur Verbesserung immunologischer Abläufe zu empfehlen (siehe unter »Immunsystem«).

Wechseljahre

Mit der hormonellen Umstellung während der Wechseljahre sind – neben den vielfältigen Befindlichkeitsstörungen wie Schlaflosigkeit, depressive Verstimmung, starkem Schwitzen und zu Hitzewallungen, Schwindelanfälle, Herzsausen- zahlreiche Risiken verbunden, so etwa eine erhöhte Neigung zur Knochenentkalkung (Osteoporose). Viele dieser Symptome lassen sich dadurch vermeiden, daß besondere Pflanzenwirkstoffe mehr als dies bisher der Fall war genutzt werden. Bestimmten pflanzlichen Hormonen werden östrogenartige Eigenschaften zugeschrieben, ohne daß sie riskante Nebenwirkungen entfalten. Solche Substanzen sind gerade in den Samenfrüchten – und dadurch auch in Pflanzenölen – reichlich enthalten.

Ärzte empfehlen im fortgeschrittenen Lebensalter und als Vorbereitung und zur Begleitung der hormonellen Umstellungsprozesse eine vermehrte Aufnahme von Vitamin E.

▶ *Tip aus der Öl-Naturapotheke für den Speisezettel*: * Kaltgeschlagene Öle führen dem Körper solche heilsamen und vorbeugenden pflanzlichen Hormone zu.

▶ Optimal ist es, diese einfache Ernährungsmaßnahme durch zusätzliches * *Vitamin E* zu ergänzen, wie es sich z. B. in Sonnenblumenöl, Distelöl und natürlich vor allem in Weizenkeimöl besonders reichhaltig vorfindet. Dieses Vitamin steht in engem Zusammenhang mit hormonellen Abläufen gerade im weiblichen Organismus. Es lindert viele belastende Wechseljahrs-Beschwerden gelindert oder oder verhindert sie sogar.

▶ * Kapseln mit den Wirkstoffen von *Nachtkerze* oder *Borretsch* können die Beschwerden ebenfalls reduzieren. Durch die Nutzung solcher pflanzlichen Wechseljahreshilfen läßt sich die Einnahme sonstiger Medikamente und künstlicher Hormone verringern. Dies ist deshalb wünschenswert, weil derartige Arzneimittel immer auch Risiken (Nebenwirkungen) mit sich bringen.

Würmer

Mit der Hinwendung zu natürlicheren Ernährungsformen und einem empfehlenswerten höheren Frischkostanteil (eventuell direkt aus dem eigenen Garten gedeckt) sind auch gewisse Risiken verbunden. Beispielsweise kann man sich dabei leichter Würmer »einfangen«, wie dies bei Kindern, die gerne allerlei in den Mund nehmen, gelegentlich vorkommt.

Das Immunsystem unseres Körpers ist bestens darauf vorbereitet, solche Schmarotzer wieder »hinauszukomplimentieren«. Dafür gibt es sogar ein eigenes Immunglobulin, das bei »Feindberührung« äußerst wirkungsvoll arbeitet.

Sollte dieser Mechanismus einmal versagen, so finden sich in der Öl-Apotheke zahlreiche Möglichkeiten, der körpereigenen Abwehr zur Seite zu springen.

▶ Besonders effektiver Tip, der meist »durchschlagende Erfolge« zeitigt: * *Kürbiskerne* bzw. das daraus gepreßte Öl helfen auf natürliche und schonende Weise. Sie sind sogar ein hochwirksames und dabei »absolut harmloses Bandwurmmittel« (Dr. Rudolf E. Weiß).

Konkret nimmt man über einen Zeitraum von ein bis zwei Wochen täglich jeweils insgesamt 30 ml Kürbiskernöl ein, zumindest teilweise auf nüchternen Magen.

Am Schluß der Kur wird dann eine intensive Darmreinigungs-Maßnahme durchgeführt, vorzugsweise mit Rizinusöl (2 oder 3 TL). Danach sollten der Bandwurm bzw. die Würmer in aller Regel aus dem Darmtrakt entfernt sein.

Mit Kürbiskernöl werden Sie unliebsame »Mitbewohner« schnell wieder los.

Wunden, Wundheilung

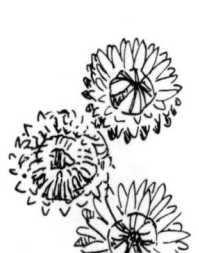

Strohblumen zur Wundbehandlung

- Die *französische Aromatherapie* empfiehlt zur guten, möglichst komplikationslosen Wundheilung eine Kombination aus: * Strohblume (ätherisches Öl, 0,5 ml) sowie Hagebuttenkernöl (15 ml) und Haselnußöl (15 ml).
- *Hagebuttenkernöl* ist ein außerordentlich wirksames Mittel zur Förderung der Hauterneuerung. Der Strohblume (Helichrysum italicum) schreibt man, so Jean Pütz, geradezu »spektakuläre Erfolge bei Wundheilung und Gewebebildung« zu.
- *Wundbehandlung nach der Hl. Hildegard:* Dazu mischt man 2 EL Olivenöl mit 6 El Wein, erwärmt beides leicht und tränkt damit ein dünnes Leinentuch. Damit deckt man die Wunde ab und läßt die heilenden Substanzen eine Zeitlang einwirken.
- Ähnlich lautet ein altes Volksrezept zum besseren Verheilen von *Wundschorf:* Man verrühre etwas * Mandelöl mit * Wein und behandle damit die Wunde nach.

Zähne, Zahnfleisch

Zahnfleischentzündung (Gingivitis): Die Neigung zu leichten oder stärker ausgeprägten Entzündungen des Zahnfleisches ist in der Bevölkerung der Wohlstandsländer ausgesprochen weit verbreitet. Fast jeder von uns ist davon betroffen (die Schätzungen reichen hier bis zu 90 Prozent).

Auch wenn die Störung anfangs kaum größere Beschwerden verursacht: Auf Dauer können aus den chronischen Entzündungsherden ernste Probleme entstehen. So weicht beispielsweise das Zahnfleisch zurück (Parodontose), oder es kommt zu Zahnwurzelerkrankungen. Beides kann zu Zahnverlust führen. Ganz allgemein gerät die Mundflora – also die natürliche Besiedelung von Mund- und Rachenraum mit Mikroorganismen – aus dem Gleichgewicht. Die Folge ist, daß sich schädliche Krankheitserreger übermäßig vermehren können, was wiederum die Kariesbildung fördert.

Zahnpflege mit verschiedenen Ölen

- Probates Hilfsmittel der Öl-Naturapotheke: * *Teebaumöl-Mundwasser*. Rezept: * 5 Tropfen Teebaumöl (ätherisches Öl) mit etwa * 0,1 Liter lauwarmem Wasser vermischen. Den Mund gründlich damit spülen. Das Teebaumwasser auch zum Gurgeln verwenden.
- Neu und vielversprechend: *Schwarzkümmelöl-Kauen*. Etwas * Sonnenblumenöl auf einen EL geben. Dazu träufelt man einige Tropfen Schwarzkümmelöl (bzw. öffnet eine Kapsel und verwendet deren Inhalt). Diese Mischung dann etwa 15 Minuten im Mund behalten, dabei immer wieder kräftig »kauen« und durch die Zähne saugen. Nach einer Viertelstunde sollte das Öl in Verbindung mit dem Speichel zur milchig-weißen Flüssigkeit geworden sein. Diese dann ausspucken und den Mund mit warmem Wasser spülen. Erläuterung: Die in bestimmten Pflanzenarten enthaltenen Wirkstoffe haben ausgeprägt antibakterielle oder pilzfeindliche (z. T. sogar antivirale) Effekte. Dies gilt vornehmlich für Teebaumöl, Schwarzkümmelöl sowie für die daraus hergestellten Produkte.
- *Zahnfleischfestigung, Schutz vor Parodontose*: Einige Tropfen ätherisches * Zitronenöl ins Mundwasser geben. Täglich nach dem Zähneputzen damit spülen. Das festigt das Gewebe und wirkt der Ausbildung oder dem Fortschreiten von Entzündungen und Geschwüren entgegen.

Das Ölsaugen verbessert darüber hinaus das Mund-Milieu, weil es für eine bessere Durchblutung und die Ausleitung von Giften sorgt.

Zellulitis

siehe unter »Cellulite«

Glossar/Fachbegriffe

Cholin
Substanz mit Vitamincharakter, dem B-Komplex zugeordnet. Kommt in Pflanzensamen und -ölen vor, besonders reichhaltig in Sojaöl bzw. Lecithin. Wichtig u. a. für die Funktionstüchtigkeit von Leber und Gehirn (Vorstufe von Acetylcholin, einem Gehirnbotenstoff und Überträger von Nervenimpulsen).

cis-Fettsäuren
Die »natürlichen« Fettsäuren liegen als sogenannte »cis-Isomere« vor. Durch mikrobielle Einflüsse oder bei Erhitzung sowie im Zusammenhang mit der Fetthärtung werden sie in trans-Isomere (trans-Fettsäuren) umgewandelt. Diese sind für den menschlichen Stoffwechsel nicht geeignet und gelten als unerwünscht oder gar schädlich (besonders für Schwangere, Säuglinge). Siehe dazu auch »trans-Fettsäuren«.

Fetthärtung
Die Angabe »Fett, z.T. gehärtet« findet sich inzwischen regelmäßig auf den Verpackungen von Fertiggerichten, Schoko-Riegeln, sogar auf Packungsbeilagen zu Kapseln, Arzneimitteln u.ä. Dahinter verbirgt sich, genau betrachtet, eine recht zweifelhafte Sache. Flüssige Öle werden durch die Härtung (Hydrierung) in feste bzw. streichfähige Fette umgewandelt. Dieser Prozeß vollzieht sich bei hohen Temperaturen (220 °C), beträchtlichem Druck und unter Zuhilfenahme von Chemikalien (Nickel-Katalysatoren). Dadurch wird dem Öl zusätzlich Wasserstoff »angehängt«.
  Nachteile: Das zuvor hochwertige Öl mit einem hohem Anteil an intakten ungesättigten Fettsäuren wird entwertet. Überdies schließen sich in der Regel noch weitere chemische Einwirkungen und Verfahren an, da beispielsweise eine »Umesterung« notwendig werden kann. Das Produkt am Ende des Verarbeitungsvorganges ist also meilenweit vom ursprünglichen Naturerzeugnis entfernt.

»Kaltpressung«

Dabei haben wir es mit einer Wissenschaft für sich zu tun, und auch auf diesem Sektor muß man im Einzelfall sehr genau hinsehen. Es gibt nicht nur diverse synonym gebrauchte, unklare Begriffe (kaltgeschlagen, naturbelassen, nativ) sondern auch verschiedene Gewinnungsverfahren, die sich in ihren Ergebnissen zum Teil doch sehr unterscheiden. Denn wichtig für die Qualität des naturbelassenen Öls ist nicht nur die Frage, welche Temperatur das auslaufende Öl aufweist, sondern auch beispielsweise der Umstand, ob es beim Auspressen längere Zeit intensiv mit Sauerstoff in Berührung gekommen ist. Am vorteilhaftesten dürfte die Verarbeitung mit der Förderschneckenpresse sein. Auch Stempelpressen garantieren in der Regel eine hohe Qualität. Oxidativ höher belastet sind aber schon die Kollergang-Pressen (damit wird der größte Teil des Olivenöls hergestellt) und vor allem die Kompressionsschneckenpressen. Wer in dieses Thema tiefer einsteigen will, kann über folgende Adresse ausführliche Informationen bekommen: Zehlendorfer Ölmühle, Potsdamer Chaussee 17, 14163 Berlin.

Für den Bezug kaltgepreßter Öle gibt es Geheimtips für »Eingeweihte«. So z. B. eine umbrische Ölmühle, in der auch Samenöle bei unter 30 °C gepreßt werden (Organic Oils, Fabro, Markenname: »Crudigno«, Naturkosthandel).

Verbreitet ist im Handel auch der Begriff »schonend gepreßt«. Dabei werden beim auslaufenden Öl Temperaturen von 60 bis 70 °C erreicht oder aber die Ölsaaten vor dem Auspressen geröstet.

Die alten und mißverständlichen Deklarationen hochwertigen naturbelassenen Öls, also die Charakterisierungen wie »kaltgepreßt« oder »kaltgeschlagen«, werden zunehmend von der Bezeichnung »nativ« abgelöst. Im Naturkosthandel hat man sich darauf geeinigt, mit diesem Qualitätsmerkmal solche Öle zu belegen, die aus Öko-Saaten (kontrolliert-biologischer Anbau) ausschließlich auf mechanischem Wege ohne äußere Hitzezufuhr gewonnen und nur mit einfachen Filtermethoden (Stoff, Papier) gereinigt werden. Eine Extraktion mit (chemischen) Lösemitteln oder Raffination findet dabei also ebensowenig statt, wie eine Nachbehandlung des schonend gepreßten Öls mit Wasserdampf. Je nach Samen/Frucht werden beim auslaufenden Öl in der Regel zwischen 40 °C und 50 °C oder etwas mehr erreicht.

Margarine und andere Speisefette
Die »Volksbutter« wurde vor mehr als 130 Jahren von dem französischen Chemiker Mège-Mouriès entwickelt und anfangs aus Rindertalg hergestellt. Ein deutscher Fachkollege, Wilhelm Nordmann, entwickelte dann schließlich ein Verfahren, pflanzliche Öle so zu verändern, daß sie streichfähig wurden und als Grundlage für die industrielle Margarineherstellung dienen konnten. Heute besteht Margarine zu 80 Prozent aus pflanzlichen Ölen und Fetten (vorwiegend Soja-, Baumwollsaat-, Sonnenblumen-, Raps-, Erdnuß-, Maiskeim-, Kokos- und Palmöl), die zu diesem Zweck meist chemisch verändert (gehärtet) werden müssen. Empfehlung: Steigen Sie um auf Diät- oder Reformware. Bereits seit längerem werden im Reformhaus Margarinen angeboten, die keine gehärteten oder umgeesterten Fette enthalten. Beträgt der Anteil an trans-Fettsäuren in herkömmlichen Produkten üblicherweise ungefähr 8 Prozent, so liegt er bei Reform-Erzeugnissen unter 1,5 Prozent.

»MCT-Fette«
Im Zusammenhang mit Fetten und Ölen stolpert man als Verbraucher über so manchen verwirrenden Begriff, denn das Feld ist hier weit. Das gilt z. B. für die Bezeichnung MCT- bzw. MKT-Fette. Hierbei handelt es sich um »mittelkettige Triglyceride«, die in dieser Form natürlicherweise nicht oder nur in geringen Mengen vorkommen. Man erzeugt sie vielmehr industriell bei hohen Temperaturen zu therapeutischen Zwecken. Vorzug solcher Fette: sie werden anders aufgespalten und verstoffwechselt, wandern nicht durch die Lymphbahnen, sondern vom Darm direkt in die Leber. Außerdem ist zu ihrer Verdauung kein Gallensekret notwendig. Sie werden rasch im Energiestoffwechsel verbrannt und nicht als Depotfett ein-

gelagert. MKT-Fette sind jedoch keine Alternative für Gesunde. Sie werden nach klarer Indikation bei vorliegenden Darm-, Bauchspeicheldrüsen- oder Gallenerkrankungen richtiggehend verordnet. Als hilfreich haben sie sich besonders für Menschen erwiesen, die ständig unter entzündeten Darmschleimhäuten leiden.

PER
Das Kürzel bezeichnet eine Chemikalie (Perchloräthylen), die innerhalb technischer Prozesse bei der Lebensmittelverarbeitung als fettlösender Stoff eingesetzt wird. Beispielsweise, um beim Extrahieren eine möglichst hohe Ausbeute an Öl zu erzielen. Diverse PER-Skandale in der Vergangenheit haben hinreichend gezeigt, daß dabei – durch Nachlässigkeiten oder Manipulationen – Reste der giftigen Verbindung auch ins verkaufsfertige Endprodukt gelangen können. Sie legten gleichzeitig offen, daß beispielsweise bei der Vermarktung von kaltgepreßtem Olivenöl nicht selten gepanscht wird (solche Lösungsmittel werden nur im Zusammenhang mit der Raffination eingesetzt und dann dem gewonnenen Öl wieder entzogen), hochwertige Erzeugnisse also mit minderwertigen »gestreckt« werden.

Peroxidzahl
Sie gibt an, wie weit die oxidativen Prozesse (d. h. der Verderb) in Ölen bereits fortgeschritten sind. Hierfür gibt es Grenzwerte (gemessen in Milliäquivalenten aktiven Sauerstoffs/pro kg Öl). Sie betragen bei raffinierten und nichtraffinierten Speiseölen bis zu 10,0. Bei nativem Olivenöl bis zu 15,0.

Phytosterine (pflanzliche Sterine)
Sie sind das pflanzliche Gegenstück zum Cholesterin, wie es sich in tierischen Fetten (und auch im menschlichen Körper) natürlicherweise findet. Pflanzliche Sterine werden in unserem Organismus jedoch anders aufgenommen und verwertet als Cholesterin. Deshalb erhöhen sie nicht etwa den Cholesterin-Spiegel und damit das Risiko, an einem Herzinfarkt oder der Arteriosklerose (Verengung der

Blutgefäße) zu erkranken. Phytosterinen kommen im Gegenteil wahrscheinlich sogar Schutzeffekte zu. Man zählt sie zu den sogenannten Sekundären Pflanzenstoffen (SPS), einer Gruppe sehr unterschiedlicher biochemischer Verbindungen, die sich im Hinblick auf vielfältige Stoffwechsel-Regulationen als äußerst wichtig erwiesen hat. Viele Forscher sehen in ihnen die wichtigsten Krebs- und Gefäßschutz-Faktoren überhaupt.

»PUFA«
International gebräuchliche Abkürzung für »mehrfach ungesättigte Fettsäuren« (*polyunsaturated fatty acids*).

Säurezahl
Die Existenz von sogenannten freien Fettsäuren verleiht Ölen einen leicht kratzigen Geschmack. In naturbelassenen Ölen wird deshalb ein möglichst niedriger Gehalt an solchen Säuren angestrebt. Dies kann nur bei besonderer Sorgfalt im Hinblick auf Ernte, Lagerung und Pressung der Ölsaaten erreicht werden, da kaltgepreßte Speiseöle nicht extra entsäuert werden dürfen.

Die Säurezahl bezeichnet den Gehalt des Öles an freien Säuren (gemessen in mg pro g Öl). Bei raffinierten Speisefetten dürfen bis zu 0,4 mg enthalten sein. Bei nicht raffinierten Ölen bis zu 4,0 mg und in nativem Olivenöl bis zu 6,6 mg.

Tailas
Medizinische Öle, die im Ayurveda eine wichtige Rolle spielen. Sie bestehen aus einem Basisöl (meist Sesam- oder Kokosöl) mit weiteren Zugaben und werden bei vielfältigen Beschwerden sowie zur Hautpflege angewendet. Der Begriff umfaßt aber auch andere hochwertige pflanzliche Öle, die entsprechende therapeutisch-kosmetische Verwendung finden. Einen ganz besonderen Stellenwert haben Tailas im Pancha Karma, der großen ayurvedischen Reinigungskur. Hierfür bereitet der Therapeut nach klassischen ayurvedischen Rezepturen ganz spezielle Öl-Massage-Grundlagen (beispielsweise

Öl-Essenzen oder Öl-Getreidebrei-Mischungen). Mit besonderen Vata-, Pitta- und Kaphaölen (ergänzt durch Aromaöle) kann man gezielt auf die einzelnen lebensleitenden Kräfte und Prinzipien (Doshas) einwirken und sie ausgleichen.

trans-Fettsäuren
Sie entstehen vor allem dann, wenn das Öl Temperaturen von 190 °C und mehr ausgesetzt wird, also auch während der verbreiteten Dampfwäsche des Öls. Weitere Quelle für Belastungen: die zu starke Erhitzung der Rohstoffe bei der Trocknung. Bei Untersuchungen des ÖKO-Test-Magazins zeigte es sich, daß besonders in Nuß-Nougat-Cremes hohe Anteile an trans-Fettsäuren enthalten sind (10 bis 20 Prozent). In der Skala der »bedenklichen Fette« rangieren gerade die trans-Varianten noch vor den gesättigten »Herzkiller«-Fettsäuren. Der Verzehr von trans-Fettsäuren geht mit einem deutlich erhöhten Risiko von Herz-Kreislaufleiden (vor allem Herzinfarkt) einher und treibt die Blutfett-Werte in die Höhe. Durchschnittlicher Verzehr in der BRD nach Schätzungen der Deutschen Gesellschaft für Ernährung: Männer: 4,1 g pro Tag Frauen: 3,4 g. Dies bewegt sich an der Grenze dessen, was gerade noch vertretbar scheint.

Umesterung
Ester ist der chemische Oberbegriff für Fette. Die Umesterung beschreibt technische Verfahren, mit deren Hilfe die natürliche Fettstruktur verändert werden kann. Dadurch lassen sich gewissermaßen »maßgeschneiderte« Fette zusammenstellen (unterschiedliche Härte- und Festigkeitsgrade des gewünschten Fetts). Dies geschieht durch den Einsatz von Katalysatoren (Reaktionsbeschleunigern), die einzelne Fettsäuren abzutrennen und andere einzupassen, sie also umzugruppieren vermögen.

Die Verwendung solcher Fette ist im Reformwaren- und Naturkostbereich nicht zugelassen.

Zellschäden durch instabile Fettsäuren?

In den Chor der Lobeshymnen auf die essentiellen, hochungesättigten Fettsäuren mischen sich gelegentlich auch, das sei nicht verschwiegen, dissonante Stimmen, wenn nicht gar Mißklänge. Manchmal tauchen sogar Warnungen vor Sonnenblumenöl auf. Die dabei ins Feld geführten Argumente fallen aber gegenüber den Vorteilen nicht so sehr ins Gewicht, daß sie den Verbraucher beeindrucken oder beunruhigen und vor dem Griff zum Sonnenblumenöl zurückschrecken lassen müßten.

Dr. Andrew Weil, bekannter amerikanischer Arzt und Buchautor, wettert vehement gegen die »chemisch instabilen mehrfach ungesättigten Fettsäuren«. Wegen deren Unbeständigkeit und den dadurch produzierten giftigen Oxidationsprodukten, könne es zu Zellschäden kommen. Dies wiederum erhöhe das Krebsrisiko. Dr. Weil rät daher zum Verzehr von relativ beständigem Olivenöl (in Frage käme auch Rapsöl) mit seinem hohen Anteil an einfach ungesättigten Fetten.

Doch keine Sorge. Was auch immer von solchen irritierenden Stellungnahmen zu halten sein mag: In diesem Buch werden naturbelassene Öle empfohlen. Sie enthalten nicht nur das reine, schiere Fett, sondern führen im Gefolge auch die natürlichen, biologisch konservierenden Begleitsubstanzen mit sich. Darunter befinden sich viele Antioxidantien. Sie schützen das Öl davor, schnell mit Sauerstoff zu reagieren und schädliche Verbindungen aufzubauen. Dies gilt besonders für das Vitamin E. Es stellt eine Art Rückversicherung dar, daß nichts »anbrennt«. Und noch ein Tip: Das geringe und recht vage »Restrisiko« läßt sich auch dadurch mindern, daß man immer nur kleine Mengen der hochwertigen Öle einkauft und diese dann zügig verbraucht.

Adreßanhang

Erzeuger von naturbelassenen Pflanzenölen
(z.T. aus kontrolliert-biologischem Anbau)

▶ Fauser Vitaquell, Pinneberger Chaussee 60, 22523 Hamburg, Telefon 040/57202-0, Fax 57202-231. *Kaltgepreßte, native Öle sowie Streichfette u.ä. für den Reformwarenbereich.*
▶ Ölmühle Solling, Am Schloß 14, 37639 Bevern, Telefon 05531/120557, Fax 916568. *Viele seltene Ölspezialitäten (Naturland), z. B. Bucheckernöl.*
▶ Kroppenstedter Ölmühle Walter Döpelheuer GmbH, W.-Firse-Str. 6, 39397 Kroppenstedt/Sachsen-Anhalt, Telefon + Fax 039264/219.
▶ Davert-Mühle, Ascheberger Str. 2, 48308 Senden, Telefon 02598/69-0, Fax 6923. *Hochwertige native Speiseöle aus biologisch-kontrolliertem Anbau (Bioläden).*
▶ Ölmühle Brändle GmbH, Robert-Bosch-Str. 10, 72186 Empfingen, Telefon 07485/9779-0, Fax 977929. *Bietet u. a. mehrere Rapsölsorten sowie kaltgepreßtes Sonnenblumenöl auch für den Supermarkt.*
▶ Ölmühle Walz, Appenweierer Str. 56, 77704 Oberkirch, Telefon 07802/2294, Fax 50183. *Einzige noch mit Wasserkraft betriebene Ölmühle Deutschlands. Berühmt für das dort nach alter Tradition gepreßte Mandelöl.*
▶ byodo Naturkost GmbH, Dieselstr. 21, 85748 Garching, Telefon 089/3204019, Fax 3207252.
▶ Rapunzel Naturkost, Haldergasse 9, 87764 Legau, Telefon 08330/910-0, Fax 910-188. *Der bekannte Naturwarenhersteller hat sein Preßverfahren neuerdings verfeinern lassen, indem nun bei der Gewinnung des Öls zu hohe Temperaturen vermieden werden und der ganze Vorgang auch ohne Luft- und Lichteinwirkung auf das Saatgut vonstatten geht (sogenannte Oxygardöle). Ein auf diese Weise hergestelltes Leinöl ist bereits seit Ende 1997 im Naturkosthandel erhältlich.*
▶ Naturata eG, Tauberstraße 25, 97922 Lauda-Königshofen, Telefon 09343/6209-0, Fax 6209-49. *Bietet v. a. kaltgepreßtes Sojaöl aus kontrolliert-biologischem Anbau und natives, bei ca. 34 °C gepreßtes Distelöl.*
▶ Erfurter Ölmühle Werner Fischer GmbH, Heilige Grabesmühlgasse 1, 99084 Erfurt, Telefon 0361/6422017, Fax 5624103; Erzeugt *u. a. die Spezialität »Pur Lin« (kaltgepreßtes Leinöl).*

Ausländische Empfehlungen

- Ölmühle F. J. Moog, Route de Limoux, F-11150 Bram, Telefon 0033/468765127, Fax 468765473.
- Friedrich J. Bläuel, Pyrgos Lefktrou, GR-24024 Kalamata, Griechenland, Telefon 0030/721/77711, Fax 77590. *Als besondere Delikatesse, international vielfach ausgezeichnet, gilt ein Olivenöl, das von Österreichern – Burgi und Fritz Bläuel – in Griechenland auf dem Peleponnes (Halbinsel Mani) zusammen mit zahlreichen Kleinbauern produziert wird. Die dazu verwendeten Oliven stammen aus Öko-Anbau (kontrolliert vom Verband Naturland), das Öl wird nach alter Sitte äußerst wertschonend in traditionellen Steinmühlen aus Granit gewonnen und ungefiltert in spezielle Tanks abgefüllt. Verkauft wird es zumeist in Deutschland (Naturkostläden, Rapunzel).*
- Organic Oils S.r.l., Via dei Pini 3, I-05015 Fabro/TR, Telefon 0039/763/82550 + 82207, Fax 82620.

Möglicherweise gibt es sogar bald die Möglichkeit, sich ohne allzu großen Aufwand Speise- und therapeutische Öle selbst zu pressen (entsprechende Geräte sind bereits als Prototypen konzipiert, jedoch leider noch nicht marktreif). Dann hätte man alles unter Kontrolle: die Rohstoffe, die gewünschte Menge, die Frische-Garantie usw. Infos dazu gibt es bei: Zehlendorfer Ölmühle, Potsdamer Chaussee 17, 14163 Berlin, Telefon 030/8021203, Fax 8021303. Wem eine solche »Hausmüllerei« zu aufwendig oder teuer sein sollte (auch Handölmühlen werden wohl zwischen 800,- und 900,- DM kosten, elektrische etwa das Doppelte), für den bietet sich als Zwischenlösung an, sich frischgepreßte Öle sofort nach deren Herstellung von bestimmten Anbietern per Versand ins Haus liefern zu lassen. Es gibt auch einige wenige Naturkostläden, die eine Reihe von Speise- und Spezialölen selbst pressen.

Informationen zu einzelnen, im Buch behandelten Therapieformen

Ölsaugen, Ölziehen
- Fördergemeinschaft NATUR und MEDIZIN e.V., Am Michaelshof 6, 53177 Bonn, Telefon 0228/352503 + 356888, Fax 364344.

Ayurveda
- *Infos allgemein:* Gesellschaft für Ayurveda, Geschäftsstelle, Wildbadstr. 20, 56841 Traben-Trarbach, Telefon 06541/5817, Fax 705120.

► *Spezielle (Kräuter-)Öle für die Ayurveda-Therapie gibt es bei:* MTC, Postfach 1126, 41845 Wassenberg, Telefon 02432/2138 + 2494.

Hildegard-Medizin
► Max-Emanuel-Apotheke, Belgradstr. 21, 80796 München, Telefon 089/3087895.
► Jura-Naturheilmittel, Nestgasse 2, 78464 Konstanz.

Informationen zu einzelnen Fetten, Ölsaaten, Ölen

Allgemein
► Margarine-Institut für gesunde Ernährung, Gasstr. 18, Haus 4, 22761 Hamburg, Telefon 040/894004, Fax 894006.
► Bundesverband Naturkost Naturwaren e.V., Robert-Bosch-Str. 6, 50354 Hürth, Telefon 02233/96338-22, Fax 96338-20.
► CMA – Centrale Marketing-Gesellschaft der deutschen Agrarwirtschaft mbH, Postfach 200320, 53133 Bonn-Bad Godesberg, Telefon 0228/8470, Fax 847-202.
► Verband Deutscher Ölmühlen, Kronprinzenstr. 24, 53173 Bonn, Telefon 0228/95682-0, Fax 95682-23. *Vertritt vor allem die Interessen der »Elefanten« der Branche, also der großen Raffinerien.*
► Deutsche Gesellschaft für Ernährung e.V., Im Vogelgesang 40, 60488 Frankfurt/Main bzw. Postfach 930201, 60457 Frankfurt/Main, Telefon 069/976803-0, Fax 976803-99.
► Bundesverband Deutscher Reformhäuser – refo – e.V., Gotische Str. 15, 61440 Oberursel, Telefon 06172/3009-861, Fax 3009-862.

Übersichtliche warenkundliche Hinweise zum Thema Speiseöle und Ölsaaten werden herausgegeben, regelmäßig aktualisiert und an Interessenten gegen ca. DM 5,- in Briefmarken verschickt von: AID e.V., Konstantinstr. 124, 53179 Bonn, Telefon 0228/8499-0, Fax 9526952.

Bezugsquellen für spezielle Öle, Fachliteratur und Grundstoffe

Niembaumöl
► Neumond – Düfte der Natur GmbH, Mühlfelder Str. 70, 82211 Herrsching, Telefon 08152/8800, Fax 2211 *(Versandhandel mit ätherischen Ölen, Zubehör u. a.).*

Olivenöl

▶ *Rezepte, warenkundliche Tips rund um das »Gold des Mittelmeeres« gibt es bei:* Informationsgemeinschaft Olivenöl, Trappentreustr. 1, 80339 München, Telefon 089/540183-0, Fax 540183-50.

▶ *Ozonisiertes Olivenöl ist erhältlich über:* Die Herz-Apotheke Prohlis, Herzberger Str. 18, 01239 Dresden, Telefon 0351/285080, Fax 2850865.

Gamma-Linolensäure

▶ *Eine umfassende Übersicht zu Präparaten mit Gamma-Linolensäure (Neurodermitis, PMS u.ä.) wurde von der Zeitschrift »Hautfreund« (Heft 2/1997) erstellt. Informationen dazu:* Deutscher-Neurodermitiker Bund e.V., Spaldingstr. 120, 20097 Hamburg, Telefon 040/230810 und 230744, Fax 231008.

Hanföl

▶ Nova Institut, Thielstr. 35, 50354 Hürth, Telefon 02233/978370, Fax 978369.

▶ Spinnrad GmbH (über 160 Läden überall in Deutschland), Zentrale: Am Luftschacht 3 A, 45886 Gelsenkirchen, Telefon 0209/17000-0, Fax 17000-40. *Gut sortierte Bezugsquelle für Grundstoffe (Naturkosmetik und Hausapotheke).*

Ingrid Kraaz von Rohr / Anne Simons

Praxisbuch der Selbstentgiftung

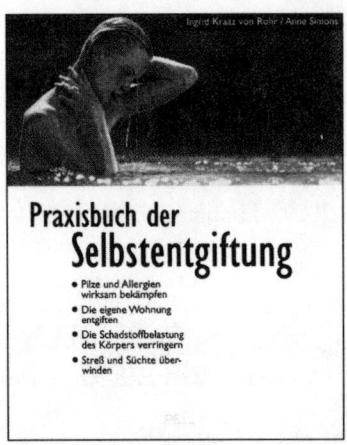

- **Pilze und Allergien wirksam bekämpfen**
- **Die eigene Wohnung entgiften**
- **Die Schadstoffbelastung des Körpers verringern**
- **Streß und Süchte überwinden**

Kartoniert, 17 x 21 cm,
160 Seiten
ISBN 3-8138-0475-5

Bücher aus dem Peter-Erd-Programm finden Sie im Buchhandel.
Fordern Sie das kostenlose Gesamtverzeichnis an bei:
Verlag Peter Erd,
Gaißacher Straße 18
81371 München
Tel. (089) 725 30 04
Fax (089) 725 01 41

Die meisten Allergien und Zivilisationskrankheiten sind Folge unserer pausenlosen Vergiftung: Unser Darm wird von destruktiven Pilzen heimgesucht, unser Immunsystem wird geschwächt, die Organe werden von den Giften oft direkt angegriffen. Es ist gar nicht schwer, dagegen etwas zu tun! Folgen Sie den Ratschlägen der beiden bekannten Autorinnen, und Sie werden sich bald wohler fühlen. Sie erhalten Tips, wie Sie Gifte vermeiden, wie Sie sich entgiften können und gesünder leben. Denn: Gesund leben macht Spaß!